# MEINE BESTEN GESUNDHEITSTIPPS 2.0

Ruediger **DAHLKE**

# MEINE BESTEN
# GESUNDHEITS-
# TIPPS 2.0

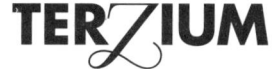

Das vorliegende Buch ist sorgfältig erarbeitet worden. Dennoch erfolgen alle Angaben ohne Gewähr. Weder Autor noch Verlag können für eventuelle Nachteile oder Schäden, die aus den im Buch gemachten praktischen Hinweisen resultieren, eine Haftung übernehmen.

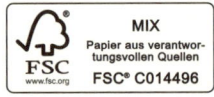

Copyright © 2008 by Ruediger Dahlke
Originalausgabe 2008, Wilhelm Heyne Verlag, München,
in der Verlagsgruppe Random House GmbH 2008
Dies ist die erste Auflage der vollständig überarbeiteten
und erweiterten Neuausgabe 2020.
Terzium Verlag in der Allinti Verlag GmbH, Allschwil (Schweiz)
Umschlaggestaltung:
Guter Punkt, München / Foto Ruediger Dahlke:
JG Schnabel Fotografie, München
Satz und Gestaltung: BuchHaus Robert Gigler, München
Druck und Bindung: GGP Media GmbH, Pößneck

ISBN 978-3-906294-11-7

# INHALT

# EINLEITUNG

»Ihr sollt die wesentlichen Dinge nicht breittreten.« Dieser Satz des mittelalterlichen Philosophen Occam mag als Motto für diese Sammlung von Tipps zur körperlichen, seelischen und geistigen Gesundheit gelten. Als Initialzündung reicht in der Regel ein Gedanke, der greift, uns berührt und überzeugt. Solche Initialzündungen wollen die folgenden kurzen Kapitel ermöglichen.

Die Sammlung von Ideen und Tipps ist ein Ergebnis meiner über 40 Arztjahre als Psychotherapeut, Berater und Naturheilkundler. Diese Arbeit habe ich immer als im besten Sinne ganzheitlich verstanden. Die Hinweise gelten einer gesunden Lebensführung in allen Bereichen von der Seele bis zu Ernährung und Atmung ebenso wie zum Umgang mit Entspannung, Schlaf und Besitz und letztlich dem ganzen Dasein.

Dieses Buch lässt sich nach Lust und Laune lesen, von vorn nach hinten, oder immer da, wo es gerade aufgeschlagen wurde. Es eignet sich auch sehr gut, um ein Tagesmotto, das Thema einer Woche, eines Monats oder sogar eines neuen Jahres zu wählen. Zudem kann es als

Orakel dienen: wer »blind« eine Seite aufschlägt, mag sich überraschen, Welcher Tipp ihm gerade zufällt. Diese Vorgehensweise kann wertvolle Hinweise liefern, im Augenblick und auf lange Sicht, in welchen Bereichen sich die Gesundheit fördern ließe und welche nächsten Entwicklungsschritte anstehen. Ganz nebenbei lernen wir so das tiefe Wissen aus dem Bauch kennen, unsere Intuition, die weiß, was uns guttut und was weniger.

Auf diese Art lässt sich – so hoffe ich – das Anliegen dieses kleinen Buches und meiner Arbeit, umfassende Gesundheit ins Spiel des Lebens zu bringen, verwirklichen. Wo die Intuition wächst, könnte sich daraus sogar allmählich eine Art Selbst-Diagnose-Methode entwickeln. Denn wer für den jeweils nächsten anstehenden Entwicklungs- oder Behandlungsschritt intuitiv ein Thema aufschlägt, mag daraus natürlich auch auf Probleme rückschließen. Wer etwa Fasten aufschlägt, könnte auf Verschlackung als Thema schließen. Wird diese Anwendungsart nicht überstrapaziert, kann sie zu wichtigen Weichen- und Hilfestellungen im Leben beitragen. Natürlich kann das kompetente TherapeutInnen nicht ersetzen.

Ein islamisches Sprichwort sagt: »Binde dein Kamel an und vertraue auf Allah!« Wer Kamel und Strick hat, sollte Ersteres mit Letzterem sichern, statt sich auf Gott zu verlassen. Wer entsprechend Probleme hat und Verstand, sollte Erstere unter Einsatz von Letzterem lösen und sich nicht blind auf Orakel verlassen. Nach dem Motto »Ich vertraue immer ganz auf Gott« beim Überqueren der Straße weder nach links noch rechts zu schauen, ist offensichtlich dumm und verwechselt lediglich die Mischung aus Dummheit und Faulheit mit Vertrauen. Menschen, die glauben, sie seien schon menschlich wenn sie sich irren, irren sich, ist es doch durchaus gesund, das eigene Großhirn regelmäßig zu benutzen. Die Zeiten notwendiger Schonung zum Energiesparen sind vorbei. Energiesparen gehört heute endgültig zu Haushalt und Verkehr. Unser eigener Organismus verfügt inzwischen aber erstmals in unserer Entwicklungsgeschichte über Energie im Überfluss – jedenfalls in Form von Kalorien. Da Denken so ziemlich die meiste Energie verbraucht, hilft es somit auch gegen Übergewicht. Selbst-Denken beschwört heute tatsächlich eine Win-win-Situation herauf.

Was ein Buch wie dieses kann und will ist also nicht, seinen LeserInnen die Arbeit des Denkens, Erspürens, Entscheidens oder Handelns abzunehmen. Was es aber kann und möchte, ist, die persönlichen Möglichkeiten zu ergänzen und zu vertiefen, zu inspirieren und anzuregen, Zusammenhänge bewusst zu machen und Wege vorzuschlagen. Dem dienen auch zahlreiche Hinweise am Ende der einzelnen Kapitel.

In den letzten zwölf Jahren seit der Version 1.0, hat sich diesbezüglich viel getan, was uns helfen und weiterbringen kann. Die Wissenschaft hat Fasten und die neue pflanzlich-vollwertige Ernährungslehre, die ich gern *Peacefood* nenne, entdeckt. Sie belegt, wie schädlich (Herum-)Sitzen und gar regelmäßiges Fernsehen ist, und kommt den Erkenntnissen von *Krankheit als Symbol* immer näher. Persönlich habe ich all mein erschriebenes und erredetes Geld in unser Seminar-Zentrum Taman-Ga in der Südsteiermark gesteckt, das wir gern Heilungsbiotop oder Lebensgarten nennen, weil es ein idealer Ort zum Wachsen ganz nahe bei Mutter Natur ist. Die dort entwickelte Natur-Kur schenkt die Möglichkeit, viele der Empfehlungen dieses Buches in einem idealen Lebensraum umzusetzen.

Was immer besonders interessiert, lässt sich dort weiterverfolgen und vertiefen. Jeder Hinweis aus diesem Buch kann – wo er passt – zur Erleichterung und Verschönerung des (all)täglichen Lebens führen. Er kann aber auch und zusätzlich zu einem Schritt auf dem Weg zur Einheit beziehungsweise zum Himmelreich Gottes in uns selbst werden. Das wünsche ich allen LeserInnen von ganzem Herzen.

# TRINKEN ALS SCHUTZ VOR AUSTROCKNUNG

## Trinken für ein langes Leben

*Wasser ist das Getränk der Weltmeister* laut Baldur Preiml, der österreichischen Wintersport-Trainerlegende. Es muss es wissen, hat er doch Sportler zu Weltmeistern und Olympiasiegern gemacht. Wasser, aus dem wir zu mehr als ²/₃ bestehen, ist unser wichtigstes *Lebensmittel* und zu trinken der einfachste und beste Schutz unserer Gesundheit: mindestens zwei Liter pro Tag verlängern das Leben und verbessern seine Qualität!

Wasser, als wichtigstes und zugleich billigstes Getränk, kann in reiner Form oder als Kräutertee viel Elend verhindern. Säfte sind nur mit viel Wasser verdünnt zu empfehlen. Alkohol, aber auch süße Limonade sind sogar Flüssigkeitsräuber. Für jeden Schnaps ist zur Neutralisation die 16-fache Wassermenge nötig. Der Brand am Morgen danach verrät es.

Klingt einfacher, als es für viele ist. Wer nicht rechtzeitig genug gutes Wasser trinken lernt, kann sich große Probleme einhandeln. Verwirrt in die Psychiatrie eingelieferte alte Menschen sind oft lediglich ausgetrocknet. Viele landen nur im Pflegeheim, weil sie zu wenig trinken. Der ältere Organismus kann das nicht mehr so kompensieren und überspielen. Deshalb müssen wir in jungen Jahren gutes Wasser trinken lernen.

Mehr als zwei Liter Wasser pro Tag erhöhen neben der Quantität auch die Qualität des Lebens – jeder vergossene Schweißtropfen ist nur gesund, wenn er durch gutes Wasser ersetzt wird.

Ein Trick: die zwei Liter vor sich in gewohnten Gefäßen aufstellen! Vier bayrische Biergläser (½ l) oder acht Viertel beziehungsweise 16 Achtel oder ca. 16 Kaffeetassen. Das erscheint vielleicht viel, ist aber nicht viel, wenn es um so viel geht! Das beste Wasser kommt heute aus »reifen Quellen«, wo das Wasser ohne immer fremde Hilfe an die Oberfläche tritt, nach dem Prinzip artesischer Brunnen. Es gehört in Glasflaschen, denn selbst bestes Quellwasser erleidet – in Plastikflaschen – Qualitätseinbußen. Oft ist das darin befindliche Trinkwasser zugleich das Kühlwasser von der Flaschenproduktion.

Was Mineralwässer angeht, so benötigen wir Mineralien gar nicht aus dem Wasser, denn in dieser anorganischen Form sind sie sowieso sehr schwer aufzunehmen. Stattdessen sollten wir die nötigen Mineralien durch reichlich frisches Obst und Gemüse zu uns nehmen.

Wasser, die Urform aller Getränke, hat uns so noch viel mehr zu bieten: Es ist nicht nur die Basis unseres Lebenssaftes Blut, sondern auch die Grundlage des gesamten Körpers. Wenn wir schon überwiegend aus Wasser bestehen, wäre es naheliegend, sich hier das beste, frischeste und natürlichste Wasser zu leisten. Es ist ein großes und noch immer zu wenig geschätztes Geschenk, dass zum Beispiel in den Alpenländern noch immer ein Überfluss an ausgezeichnetem Wasser vorhanden ist. Hier verwenden wir für die Toilettenspülung eine Wasserqualität, von der die Kalifornier als Trinkwasser nur träumen können. Ein Anruf beim Wasserwerk kann klären, woher das eigene Leitungswasser stammt. Oft kommt nämlich – jedenfalls im deutschsprachigen Bereich – das beste Wasser zu einem Spottpreis aus dem eigenen Hahn.

In unserem Zentrum TamanGa machen wir vor jedem Fasten- und Meditationskurs eine Wasserprobe und testen zehn verschiedene Wassersorten gegeneinander. Das ist leichter als gedacht, da schon die sieben reifen Quellen von St. Leonhards, die es in jedem besseren Naturkostladen gibt, einen soliden Grundstock liefern.

 Detailliertere Hinweise finden sich im Taschenbuch *Körper-Geist-Seelen-Detox.*

# GESUNDE ERNÄHRUNG

*Die Kost als Schutz vor
Abwehrschwäche, Erschöpfung
und Übergewicht*

*Der Mensch ist, was er isst,* heißt es. Sind Schweineesser also Schweine, Krautesser Kohlköpfe und Obstesser Früchtchen? Das bekannte Wort will wohl eher daran erinnern, wie wichtig gesundes, das heißt typgerechtes Essen ist. Zwar ist bisher noch niemand über den Darm heilig geworden – wohl aber krank und auch gesund! Wer Angst isst, wird bald voller Angst sein. Insofern ist vom Verzehr in Panik getöteter Schlachttiere dringend abzuraten. Gesunde Ernährung schützt dagegen vor Kräfteverfall und Krankheit durch Steigerung von Abwehrkraft und Vitalität. Was aber ist gesund?

Die gesündesten und langlebigsten Menschen sind gegenwärtig die Adventisten in Südkalifornien. Sie essen seit vielen Generationen in allen Lebensphasen vegan, wie auch ich es in *Peacefood* und den zugehörigen Kochbüchern empfehle. Man bedenke, dass der bei Weitem überwiegende Teil der aufgenommenen Gifte aus Tierprotein stammt. Alles Giftige, Gefährliche und Schädliche sollten wir einfach lassen und folglich pflanzlich-vollwertig essen.

Wer sein Denken frisch halten will, sollte auch für frische Lebensmittel sorgen und Industrienahrung meiden. Schon der Physik-Nobelpreisträger Erwin Schrödinger erkannte den Menschen als »Lichtsäuger«. Tatsächlich nehmen wir mit der Kost bei der Photosynthese gebundenes Licht auf und geben es wieder ab – was sonst wären Ausstrahlung und Charisma? Zwar ist nicht jeder Schüler eine Leuchte, wie manche Lehrer überflüssigerweise betonen, aber einige scheinbar doch ... Licht lässt sich essen – im wahrsten Sinne des Wortes!

Als Drittes empfehle ich genügend vom richtigen B12, nämlich Methylcobalmin, und von den Vorstufen des Wohlfühlhormons Serotonin und des Glückshormons Dopamin, wie ausreichend Vitamin D3, B6 und Biotin. All das findet sich in der kleinen roten Pille *Amorex*. Das B12 ist zwingend für Veganer, die anderen Bestandteile sind sehr angenehm.

Wir wissen heute – durch die Studie von US-Chirurg Caldwell Esselstyn –, dass mit pflanzlich-vollwertiger Kost sogar verschlossene Herzkranzgefäße wieder aufgehen, wir uns dem Idealgewicht nähern und auf ganzer Linie gesunden. Der Einstieg in den Umstieg fällt sehr leicht mit *Vegan für Einsteiger*. Obendrein kann pflanzlich-vollwertig sehr gut schmecken, nur wegzulassen ergibt aber noch keine geschmackvolle Lösung. Nachdem auch ich diese Erfahrung gemacht hatte, animierte ich die besten mir bekannten Köche, ihre besten veganen Gerichte zusammenzustellen. Nach ausgiebigem genussvollem Kosten entstand so *Peacefood – das vegane Kochbuch*. Rasch fiel mir auf – und ging mir auch auf die

Nerven –, wie viel Zeit viele Neu-Veganer für Essensbe-schaffung und –zubereitung brauchen: Aus meiner Sicht hebt dies einen selbstverständlichen Vorgang auf eine Position, die ihm – bei aller Wichtigkeit – doch wohl ei-gentlich nicht zukommt. Tatsächlich braucht es gar nicht so viel Zeit wie die einfachen, rasch zuzubereitenden und trotzdem fabelhaft mundenden Gerichte in *Peacefood – vegan einfach schnell* schmecken lassen.

Pflanzlich-vollwertige Kost ist gesundheitlich alter-nativlos, und sie lässt sich ärztlich noch weiter differen-zieren. Neurodegenerativen Krankheitsbildern wie Alz-heimer, Parkinson oder MS, aber auch Typ-2- und -3-Diabetes und sogar Krebs kann mit pflanzlich-vollwerti-ger ketogener Kost vorgebeugt werden, ja, sie lassen sich damit sogar (mit)behandeln. Die Wahrscheinlichkeit auf die zweithäufigste Krebstodesursache, den Dickkrebs, sinkt schon bei normaler pflanzlicher Kost, laut Prof. Claus Leitzmann, dem Ernährungspapst meiner Studien- und folgenden Arztjahre, um 90 %, die auf Brust- und Prostatakrebs um je 50 %. Mit der Variante der *Peace-food-Ketokur* sind die Ergebnisse noch besser, wie in *Krebs – Wachstum auf Abwegen* dargestellt.

Erwiesenermaßen ist es aber nicht nur wichtig, was und wie viel, sondern auch wann wir essen und wie. Statt Schlingzeit wie Raubtiere sollten wir Mahlzeit hal-ten und genießen, wenn unsere Molaren oder Mühlen-zähne Gemüse, Obst und Körner mahlen.

Verdienen obendrein die Lebensmittel ihren Namen und enthalten sie, was wir wirklich brauchen, können wir uns auf ein voll(wertig)es Leben einstellen – offen für gesunden Genuss – und nebenbei unser Ideal- bzw. Individualgewicht verwirklichen. Vollwertkost ist zwingend, in Zeiten, wo »normale« Lebensmittel schon längst keine mehr sind, weil sie zu viele Kalorien, zu wenig Vitamine, Mineralien und sekundäre Pflanzenstoffe enthalten. Wer inzwischen als normal angesehenes minderwertiges Billigfutter zu sich nimmt, wird an (Kalorien-)Überfluss und (Vitalstoff-)Mangel gleichermaßen leiden und oft zunehmen, weil sein verzweifelter Organismus so lange Hunger meldet, wie ihm noch etwas fehlt.

Im Buch *Geheimnis der Lebensenergie* findet sich ein einfacher Test, der in wenigen Minuten Aufschluss über den eigenen Ernährungstyp gewährt. Außerdem enthält es Tabellen, die zeigen, welche Nahrung zu wem passt. Die erwähnten, tiefer führenden Bücher finden sich im Anhang. *Das große Peacefood-Buch* enthält einen bewährten Test, um herauszufinden, was jedem individuell wirklich bekommt, neben 150 der kostbarsten pflanzlich-vollwertigen Gerichte.

# FASTEN – GESUND DURCH VERZICHT

*Abbau von Blockaden und Schutz*
*vor Überfülle*

*Essen und Trinken hält Leib und Seele zusammen,* weiß der Volksmund. Wer bewusst fastet, erlaubt seiner Seele, sich aus der Umklammerung des Körpers zu lösen, freier und selbst-bewusster zu werden. Dabei wird sie erleben, statt Körper, mehr und mehr geflügeltes Wesen zu sein, das für eine Lebensspanne in diesem Körper wohnt. Deshalb rät die Heilige Theresa von Avila, gut zum Körper zu sein, damit die Seele gern in ihm wohne.

Lernt der Körper fastend zu verzichten, wird er selbstgenügsam und bescheiden, sich auf Wesentliches beschränkend. Der damit erfolgende Abbau von Blockaden macht ihn freier und durchlässiger für Lebensenergie. Gewicht verlierend, können wir auf allen anderen Ebenen zugewinnen.

Unsere Lebensäußerungen werden klarer, Flexibilität und Sensibilität wachsen. Hildegard von Bingen ging davon aus, von den 35 ihr bekannten Lastern 29 durch Fasten zu heilen; währenddessen könne lediglich die Hybris zunehmen: Wer sein Leben wandelt, aber die Gefahr von Arroganz und Selbstgerechtigkeit

erkennt, kann diese indessen auch wirksam zu beherr-
schen lernen.

In den Augen Fastender wird neben der Sehfähigkeit
auch die zur Einsicht wachsen, und sogar zu Visionen
und innerer Schau. Die Ohren können über Hören zum
Horchen gelangen und sich der inneren Stimme öffnen.
Herz, Nieren und die anderen Organe finden in ihre an-
gestammte Form zurück.

Während sich aber das physische Herz gesund-
schrumpft, kann sich das wahre Herz weiten. Wo sich
fastend neben dem Hosenbund auch das Bewusstsein
weitet, schützen wir uns vor Degeneration und Verfall
und lernen, weniger als mehr zu schätzen.

Den sanftesten Übergang zum Fasten stellt *Kurzzeitfasten* dar, das ich selbst schon Jahrzehnte genieße.

Ein allgemein wachsendes Bewusstsein fürs Fasten hat
inzwischen vieles erleichtert. In Online-Fasten- und Ide-
algewicht-Challenges im Frühjahr und Herbst betreue
ich weit mehr TeilnehmerInnen als je, und die Auswahl
an Übungen ist insgesamt deutlich individueller und grö-
ßer geworden.

Da wir als Erste schon vor vielen Jahren auf diese
Art von Fasten bauten, sammelten sich Tausende per
Video beantworteter Fasten- und Gewichtsfragen, die
jederzeit abrufbar, allen Mitgliedern der Internet-Platt-
form *LebensWandelSchule.com* offenstehen.

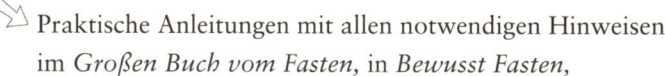 Praktische Anleitungen mit allen notwendigen Hinweisen
im *Großen Buch vom Fasten*, in *Bewusst Fasten*,

*Jetzt einfach Fasten* und *Kurzzeitfasten.* Infos zu Fasten-seminaren im Fasten-Zentrum TamanGa in Mutter Natur: www.dahlke.at; zu individuellen Fasten-Zeiten: www.tamanga.at

# SCHLAFEN SIE SICH GESUND!

*Schlaf als Schutz vor Erschöpfung*

Wir (ver)schlafen ein Drittel unseres Lebens, dessen höchstes Ziel doch Erwachen ist. Ausreichender Schlaf aber ist aber Schutz, nicht Zeitverlust, und für guten Schlaf zu sorgen ein Gebot der Vernunft. Nirgends verweilen wir länger als im Schlafzimmer, dem somit wichtigsten Ort der Wohnung. Es sollte der ruhigste und luftigste, kurz der beste Raum sein. Und vor allem ungestört: von äußerem und innerem Lärm, eigenen und fremden Abgasen, Elektro- und anderem Smog, Wasseradern und Störfeldern jedweder Art. Glücklich, wer einen Fernseher darin hat: Er kann ihn rauswerfen und damit sofort nicht nur seine Schlaf-, sondern seine ganze Lebensqualität enorm steigern! Jede Stunde regelmäßigen Fernsehens erhöht – wissenschaftlich belegt nach dem deutschen Genetiker Michael Nehls – die Alzheimer-Wahrscheinlichkeit um 34 %. Das heißt, die dreieinhalb täglichen Stunden Fernsehen des Durchschnittsdeutschen lassen dessen Zukunft doch als sehr eng erscheinen.

Auch wenn wir selbst gar nicht alle Störungen bewusst wahrnehmen, Seele und Organismus tun es.

Deshalb gehört im besten Zimmer an den besten Platz das beste Bett. Als Basis des Schlafes ist es Ort der Regeneration und Regression in wohliger Wärme und Weichheit, die der des Mutterleibes ähnelt. *Wie man sich bettet, so liegt man*, weiß der weise Volksmund. Dem Bett gebührt unter den Möbeln der erste Platz. Sein Herzstück, die Matratze, soll uns unterstützen und tragen. Schon deshalb sollten wir sie gern aufsuchen, um angenehm darauf zu liegen und die nächtliche Psychotherapie in den Seelenbilderwelten der Träume als Geschenk begrüßen. Matratzen sollten punktelastisch sein, also nicht wie ein Trampolin im Ganzen reagieren, sondern nur an der Stelle, wo wir sie belasten. Die Zudecke kann beschweren oder beinahe schwebend Wärme und Schutz spenden.

Schon ein kurzer Mittagsschlaf kann die zweite Hälfte des Tages retten, das Leben verlängern und vertiefen und endgültiges Erwachen fördern. Wer das auszunutzen gelernt hat, wird gern noch einen Schritt weiter zur täglichen »Tiefenentspannung« gehen, die mit der Zeit bis in Trance reicht und noch viel bessere Ergebnisse bringt.

Dies kann vor allem auch den Feierabend – im wahrsten Sinne des Wortes – zurückbringen; der ist mittlerweile ja massenhaft zum Abendfrust verkommen. Wenn das Primärelend Job ins Sekundärelend Fernsehen übergeht, handelt es sich um ein Trauerspiel, egal wie lustig das Programm. Nach der Arbeit eine kurze Tiefenentspannung rettet dagegen den Abend. Ein guter Film im Sinn der *Hollywood-Therapie* allerdings kann die Seelenbilderwelt eröffnen und erleichtert den Übergang ins so eng verwandte Traumreich.

Die Natur-Kur in unserem Zentrum nutzt die Chancen guten Schlafes: Wer nur dreimal hintereinander an einem Ort frei von Wellensalat vor 22 Uhr schlafen geht, bekommt am vierten ein ungeahntes Energiegeschenk. Wer durch zwei Ruhephasen aus einem Energieberg deren drei macht, wird einen Glücksdrachen in seinem Leben entfesseln. So hütet der Schlaf eine Fülle von Geheimnissen, die zu entdecken sich lohnt.

 Viele Hinweise zu gesundem Schlaf finden sich in *Endlich wieder gut schlafen.* Die CDs *Erquickendes Abschalten mittags und abends* sowie *Schlafprobleme* helfen bei den ersten Schritten.

# DEN EIGENEN RHYTHMUS FINDEN!

*Gesunder Lebensrhythmus als*
*Schutz vor Disharmonie*

*Panta rhei* – alles fließt, wusste der Vorsokratiker Heraklit schon in der Antike. Alles Leben ist Rhythmus, fand Rudolf Steiner. Alles Leben ist Tanz, nach Richard Alpert. Alles ist Schwingung, beweist die Quantenphysik.

Leben ist Bewegung, und wer sich nicht mehr bewegt, ist schon fast tot. Wie ein Fluss strömt unsere Lebensenergie von der Quelle zum Meer – immer in Bewegung, Wellenberg auf Wellental, in einem fort trägt sie uns weiter. Jedem Aufstieg folgt so sicher der Abstieg wie diesem der Aufstieg. Insofern lohnt es sich weder beim Aufstieg, euphorisch zu werden, noch sich beim Abstieg zu grämen. Dem universellen Gesetz des Rhythmus folgt das Leben immer und überall. Sich ihm freiwillig anzuvertrauen, ist der beste Schutz vor Enttäuschungen und garantiert Lebendigkeit.

Keine Lebensphase lässt sich bewahren! Wer Momente, in denen Fülle ist, zu Stunden dehnt, erntet bald Langeweile und Stagnation. Das Leben in der Fülle aber wird ihn meiden, denn es ist Rhythmus. Wer andererseits

seinen eigenen Rhythmus findet und den Moment genießt, rettet in jedem Augenblick sein Leben.

Äußere Bewegung schenkt dem Körper die Chance,
seinen Rhythmus zu finden, innere Bewegung erlaubt
der Seele, den ihren zu leben. Beides verhindert Tod
durch Erstarrung. »Hoffentlich geschieht nichts«, ist
der Wunsch der Lebensverweigerer und Rhythmusver-
hinderer – Offenheit für das Auf und Ab ist das Kenn-
zeichen lebendiger Suche.

Statt mit 40 zu sterben und sich erst mit 80 eingraben
zu lassen, könnten wir in einem fort dem Rhythmus des
Lebens lauschen und uns seinen Wellen freiwillig hinge-
ben. Überall, wo Leben ist, findet sich auch Rhythmus.
Wo der Rhythmus des Herzens in regelmäßigen Takt
übergeht, droht höchste Gefahr, wie heute auch Schul-
mediziner wissen. Insofern lohnt es sich, das Herz als
unser erstes Rhythmusorgan – eng verbunden mit unseren Atemflügeln – im lebendigen Rhythmus schlagen zu
lassen und ihm Achtsamkeit und Zuwendung zu schen-
ken. Es verdient sie seit Jahrzehnten, und wir beschenken es, indem wir es so oft wie möglich lächeln lassen,
wie ich es selbst gern als Einstieg in geführter Meditation
halte. Wer mit lächelndem Herzen durchs Leben geht,
hat nicht nur mehr davon, er erhält sein Herz und sich
selbst gesund.

Eine Anleitung, sein Herz lächeln zu lassen, findet sich
in Notfallapotheke für die Seele, eine weitere, sich
rhythmisch zu bewegen in Körper-Geist-Seelen-Detox.

# DER LANGE ATEM ALS SCHUTZ VOR HEKTIK UND FRÜHEM TOD

*Leben ist mehr als Überleben –*
*Atem ist der Garant*

Nach einem östlichen Mythos wird jedem Menschen für sein Leben die Zahl seiner Atemzüge zugemessen. Wer durchs Leben hechelt, dürfte demzufolge rasch mit dem seinen fertig sein. Wer aber einen langen Atem entwickelt, kann ein langes Leben in vollen (Atem-)Zügen genießen.

*Maha-Atma* bedeutet im Sanskrit sowohl »großer Atem« als auch »große Seele«. Unser Wort *atmen* spiegelt sich darin. Mahatma Gandhi war so eine große Seele, wie die Weltgeschichte zeigt, und er bewies langen Atem. Auch *Psyche* bedeutet sowohl *Seele* als auch *Hauch*, und so heißt es wohl nicht zufällig, Gott habe uns das Leben durch seinen Odem eingehaucht. Selbst heute sprechen wir noch von einer *Inspiration*, wenn uns etwas einfällt, das uns weiterbringt.

Einen langen Atem zu entwickeln bedeutet, die Angst vor dem Leben zu überwinden und alle Enge hinter sich zu lassen. Insofern verhilft ein langer Atem zu Vertrauen, verlängert das Leben, schützt vor Hektik und führt zu Erfolgen.

Darüber hinaus ist der Atem ein Brückenbauer im tieferen Sinn, indem er Bewusstes und Unbewusstes verbindet. Die meiste Zeit unbemerkt fließend, lässt er sich jederzeit bewusst machen. Er ist der Pontifex – wörtlich: *Brückenbauer* – zwischen Körper und Seele. Nebenbei drückt er unseren Seelenzustand aus, etwa wenn er vor Schreck ins Stocken gerät. Im Körper verbindet er die linke weibliche mit der rechten männlichen Seite, den Ober- mit dem Unterleib und die Vorder- mit der Rückseite.

Durch den Atem stehen alle Zellen im Menschen und alle Menschen auf Erden miteinander in Kontakt – er muss sie alle erreichen und einbinden, wollen sie am Leben teilhaben. Wir atmen im großen Kreis des Lebens mit den grünen Pflanzen der Erde, nehmen auf, was sie loslassen, und geben ihnen, was sie brauchen. So wie sie uns beschenken, beschenken wir sie und nennen es Photosynthese und Oxidation oder einfach Leben.

Wir können weiter atmen wie bisher und überleben. Wir könnten uns aber auch zum Leben atmen und uns neue Bewusstseinsräume erschließen. Der »verbundene Atem« ist ein wundervoller Weg dazu. Auf den Schwingen solch eines befreiten Atems kann der Seelenvogel sich spüren und dem Leben neuen Sinn und Richtung geben.

Neben vielen Atemübungen handelt der Ratgeber *Jetzt einfach atmen* vor allem von den Geheimnissen und Chancen des verbundenen Atems. Beigelegt eine CD zu einer Atemreise.

# SINNLICHKEIT
## ALS LEBENSELIXIER

. . . . . . . . . . . . . . . . . . . . . . . . . . . . . . . . . . . . . . . .

*Erfüllte Sexualität als Energiequelle und*
*Schutzschild gegen Resignation*

Eros, ein großer Gott unter den Göttern der Griechen, ist mit der Zeit ähnlich heruntergekommen wie sein Thema, die erotische Liebe. Schon als Amor in Rom war er nur noch ein kleiner Wicht, der aus dem Hinterhalt Liebespfeile in die Herzen der Menschen schoss. Er rächt sich seither für die Herabsetzung, indem er allerlei Verwirrung stiftet. Heute ist er auf der Talsohle der Anerkennung gelandet und muss im Internet um Zuwendung buhlen, weil vielen Menschen mittlerweile selbst zur Onanie die Fantasie fehlt.

Dabei ist erotische Liebe eine wundervolle Möglichkeit, die Polarität zu überwinden und in die Einheit einzutauchen. Kosmisches Bewusstsein sei ein Orgasmus mit der Schöpfung, sagte Bhagwan-Osho. Im Augenblick des Orgasmus werden wir eins mit dem Partner und der Welt. Im Fluss der Liebe können wir Gott und die Welt umarmen, können wir buchstäblich von Luft und Liebe leben!

Besonders uns Männern ist oft nicht klar, dass ein Samenerguss noch keinen Orgasmus macht und ein

. . . . . . . . . .

Orgasmus keinen Samenerguss braucht. Aber auch die »Herren der Schöpfung« können das archetypisch weibliche Liebesmuster, das statt auf den einen Gipfel auf eine weite Hochebene mit verschiedenen Gipfeln und entsprechenden Erlebnissen führt, kennen und l(i) eben lernen. Dann wird auch ihnen die Sexualität zur Energiequelle, die mehr schenkt als nimmt.

Diese Art der Erotik wird sich auch mit der Zeit nicht erschöpfen, sondern weiterentwickeln zum unerschöpflichen Energiereservoir. Sie schützt wie kaum sonst etwas vor Frustration und Resignation. Das Leben gleitet von einem Höhepunkt zum nächsten, wenn die Partner über gemeinsame Orgasmen die Welt der Gegensätze überwinden und der großen Einheitserfahrung mit Gott näher kommen. Gerade so wie es der tantrische Buddhismus lehrt oder auch die alte italienische Liebeslehre Karezza.

Dass wir etwas so Fundamentales und zugleich Elementares wie die sinnliche Liebe, die in alten Zeiten *natürlich* in den Tempeln der Venus-Aphrodite gelehrt wurde, heute herabsetzen, spricht für sich und gegen uns. Sie neuerlich zu entdecken, wird auch unser modernes Leben bereichern und erweitern und die Leichtigkeit des Luftelementes endlich wieder mit der Tiefe des Seelenelementes Wasser verbinden, so wie Venus-Aphrodite es als Schaumgeborene in ihrer Person verkörpert. Wer Schaum will, muss Schaum schlagen. Er lässt sich nicht konservieren, sondern will ständig neu entstehen.

Praktische Hinweise finden Sie in *Die Leichtigkeit des Schwebens* und in *Wenn Liebe und Sex sich wieder begegnen.*

# AUF DEN KÖRPER HÖREN – DIE SPRACHE DER SEELE ERLERNEN

*Körpersignale als Schutz vor Krankheit*

Unser Körper ist wie eine Bühne für jene Stücke, die im Bewusstsein nicht mehr aufgeführt werden. Franz von Assisi nannte den Körper »Bruder Esel«, weil er störrisch ist, dafür aber ungeheuer belastbar. Auf die Zeichen des Körpers ist unbedingt Verlass. Unsere ehrliche Haut etwa ist eine Landkarte der Seele, die ständig meldet, wie es um uns steht und wo wir in unserem Leben stehen. Sie spiegelt das Innere nach außen. Wenn die Seele Angst hat, bekommen wir kalte Füße und Hände und eine Gänsehaut, der Atem stockt und der Nacken wird hart bei Hartnäckigkeit. Sobald wir Scham ignorieren, erröten wir, ob es uns gefällt oder nicht. Schäumen wir dagegen vor uneingestandener Wut, sehen wir nicht nur rot, sondern werden es auch im Gesicht.

Wie auf die Haut können wir uns auf alle Organe und Körperregionen verlassen. Sie spiegeln unsere Seele, wir müssen nur hinschauen und -hören. Auch unsere Körperform und -haltung verrät eine Menge: Wir stehen und gehen, wie wir im Leben stehen und vorwärtskommen, ob aufrecht oder gebeugt. So zeigt der Körper, wer wir sind – mehr als wir gemeinhin glauben. Aufgaben und Chancen verdeutlichen uns seine Schokoladenseiten ebenso wie seine Defizite und Probleme.

Aber nicht nur der Körper spricht uns in seiner Sprache an, unsere gesprochene Sprache besagt auch so einiges über unseren Körper. Wir nehmen uns beispielsweise ganz andere Dinge zu Herzen, als uns an die Nieren gehen oder auf den Magen schlagen.

Wenn wir diese Gedanken weiterverfolgen, wird der Organismus zu einem offenen Buch. Wer lernt, es zu lesen, kann sich Schmerzen und Leid ersparen. Er kann sich rechtzeitig beugen, bevor das Schicksal ihn beugt, und Schwierigkeiten und drohende Krankheiten schon im Keim auflösen, indem er seine Lernaufgabe darin erkennt. Wer seine gesunden Formen und seine krankhaften Auswüchse und Probleme erkennt, so wie Abraham Sarah erkannte und damit Isaak zeugte, der wird ebenfalls etwas Neues in sein Leben bringen und es ungemein bereichern. So können wir auf unserer Körper-Bühne die wichtigsten (Theater-)Stücke unseres Lebens sehen und an ihnen wachsen und uns entwickeln.

Mehr zur Sprache des kranken und unausgeglichenen Körpers mittels Tausender Symptome in *Krankheit als Symbol*, aber auch in *Krankheit als Sprache der Seele*, in *Krebs – Wachstum auf Abwegen* und *Das Alter als Geschenk*. Näheres zu Aufgaben und Chancen, die uns der gesunde Körper zeigt, in *Der Körper als Spiegel der Seele*.

# ANPASSUNG AN DIE GEGEBENHEITEN ALS CHANCE DES LEBENS

*Flexibilität als Schutz vor Erstarrung*

Nach nordischen Mythen gehört zu jedem Mensch ein Baum, der seinem Wesen entspricht. Dieser persönliche (Lebens-)Baum verrät in seiner Art, aus welchem Holz der Mensch geschnitzt ist. Wer sich jetzt – lesend – seinen Baum vorstellt und gleich den ersten Einfall wahr- und wichtig nimmt, erlebt in ihm sein Lebensmuster und erkennt die Analogie zur eigenen Situation. Er kann vor den inneren Augen seiner Vorstellung sehen, wie verwurzelt er ist, wie sein Ego sich in der Ausdehnung der Krone zeigt und wie stark oder biegsam sein Stamm ihn macht. Das eigene Muster wird in diesem Lebensbaum deutlich – ist er flexibel oder sucht er sein Heil im Widerstand? Kann er es wagen, seine Krone, sein(e) Haupt(sache) zum Vater im Himmel zu erheben, weil er seine Wurzeln tief in Mutter Erde verankert hat? Oder zwingt der Mangel an Tiefe im unteren Bereich zu einem Mangel an Erhabenheit und Erhebendem?

Im Lebensbaum spiegelt sich auch die seelische und geistige Flexibilität wider. Ein schlanker, biegsamer Stamm steht für Wendigkeit und Anpassungsbereitschaft, wohingegen der mächtige und starke Stamm eine gewisse Härte und Unbeugsamkeit verrät. Er wird dem Wind trotzen – je mächtiger der wird, desto härter sein Widerstand. Irgendwann aber muss auch der stärkste Baum nachgeben und brechen.

Der geschmeidig-biegsame Stamm dagegen wird sich umso mehr beugen und biegen, je stärker der Wind weht, und so auch dem Sturm immer weniger Widerstand entgegensetzen. Zur Not wird er sich sogar freiwillig niederwerfen, jedoch ohne zu brechen – nur um sich in der Ruhe nach dem Sturm neuerlich aufzurichten.

So schützt Flexibilität vor Bruchschäden und ernsten Verletzungen. Reduzieren wir den Widerstand und passen uns den Gegebenheiten an, überdauern wir als bieg- und beugsame Menschen auch den stärksten Druck. Statt auf Gegendruck setzen wir auf lebendige Anpassung und spielen unser Spiel, auch dann, wenn andere ihres mit uns spielen wollen.

Im Übrigen gibt es hier kein Richtig und Falsch. Jeder Baum hat auf seine Art recht und behält seinen Platz in der Schöpfung genau so lange, wie er sich seinem Lebensraum anpassen kann.

Wenn wir uns als Menschen geschmeidig und biegsam halten wollen, empfehlen sich pflanzlich-vollwertige Kost sowie fließende Bewegungsübungen wie Tai-Chi und Detox.

Näheres dazu in *Peacefood* und *Körper-Geist-Seelen-Detox*.

# ORDNUNG SCHAFFEN IM ENERGIEHAUSHALT

*Schutz vor Burn-out-Syndrom und Depression*

Der Mensch ist nach östlicher Auffassung ein Gefäß für Energie. Das ihm bestimmte Maß erhält er als Mitgift für seinen Lebensweg. Zusätzlich atmet er die Lebensenergie Prana ein. Essen und Trinken bringen ihren Teil dazu, der aber geringer ist, als viele westliche Menschen glauben.

Im täglichen Leben verbrauchen wir Energie, die guter Schlaf uns aber wieder zurückbringt. Energieräuber sind dagegen ungelöste seelische Konflikte und faule Kompromisse, die vor sich hin schwelen. Unbewältigte Lebenskrisen, innerlich abgelehnte Kompromisse als Ergebnis nicht zu Ende gekämpfter Kämpfe zehren an den Reserven.

Wer morgens schon so müde ist wie andere abends, hat entweder ein Zuflussproblem oder ein Leck in seinem Gefäß – er verbraucht zu viel oder bekommt zu wenig. Möglicherweise versickert seine Energie in einem Stellungskrieg der Seele, die einen faulen Kompromiss nicht (er-)trägt, aber aushalten muss. Oder sie vollführt einen anstrengenden Spagat, wenn in der Pubertät nicht pubertiert wurde und nun ein Kind in einem Erwachsenenkörper (fest-)steckt. Die Seele ermüdet rasch, wenn sie eine Rolle spielen muss, die ihr (noch) nicht entspricht. Ein unverarbeitetes Geburtstrauma zwingt Menschen, die noch gar nicht in dieser Welt angekommen sind, so zu tun, als ob es der Fall wäre. Auch wer in der Lebensmitte die Kurve nicht kriegt, wird danach ständig Energie verlieren. Gut möglich, dass dann der Atem zu kurz und/oder der Schlaf nicht wirklich erfrischend ist.

Langer Atem, guter Schlaf und nicht zuletzt auch der Mut, anstehende Übergänge und Konflikte zu bewältigen, schützen uns davor, innerlich auszubrennen. Vor allem aber gilt es, im Leben immer wieder innezuhalten, um jenen Inhalt zu erhalten und zu erfahren, der inneren Halt gewährt. Wo der Inhalt verloren geht, droht Sinnlosigkeit und mit ihr auch schon Depression.

Wer dagegen mit dem Menschen lebt, den er liebt, wer den Beruf liebt, mit dem er lebt, wer den Ort liebt, an dem er lebt, wer morgen gehen könnte, ohne etwas versäumt zu haben, der ist mutig und glücklich – jedenfalls nicht von Burn-out bedroht.

 Weitere Hinweise hierzu, insbesondere zu den Übergangszeiten im Leben, im Buch *Lebenskrisen als Entwicklungschancen.*

# BIOHACKING – NATÜRLICHE ERNÄHRUNG FÜR GUTE STIMMUNG

*Schutz vor Depressionen*

Weil sie glücklicher werden wollen, nehmen Millionen US-Amerikaner das Medikament Prozac; bei uns sind es Cipralex und Fluctine sowie andere Antidepressiva. In Clubs wirft die Jugend weltweit MdMA oder Ecstasy ein.

Die Wirkung bleibt dieselbe: Ausschüttung allen im Gehirn vorhandenen Serotonins, was emotional Herzöffnung bewirkt und sich »einfach himmlisch« anfühlt. »Hunger« nach Serotonin, nicht ohne Grund Wohlfühl- und Glückshormon genannt, steckt auch hinter der Lust auf Schokolade und Bananen. Die wirkliche Lösung sieht anders aus.

Der Organismus stellt aus der Aminosäure L-Tryptophan 5-HTP her, woraus Serotonin entsteht, aus dem er im Dunkeln und im Schlaf Melatonin macht. Darum leiden viele unter Herbst-Winter-Depressionen: Wenn es draußen länger dunkel ist, wird länger geschlafen, deshalb auch mehr Serotonin verbraucht und in Melatonin umgewandelt. Folglich sinkt der Melatoninspiegel, so will es das Gesetz der Natur.

Statt Ausdauersport zu betreiben, der mit dem Serotoninspiegel auch die Stimmung hebt, lässt sich stattdessen die Serotonin-Vorstufe 5-HTP einnehmen, etwa mit *Amorex*. Dieses enthält unter anderem auch S-Adenosyl-Methionin, einen wesentlichen Baustein im Dopamin-, Acetylcholin- und Serotonin-Stoffwechsel. Auch Dopamin gilt als »Belohnungs-« und »Glückshormon«. Wer diese beiden Neurotransmitter in in Form kleiner roter Pille morgens und abends einnimmt, erlangt einen Vorteil, um sich eine positive Grundstimmung zu erhalten, abgesehen von weiteren enthaltenen Essentials wie 2000 I.E. Vitamin D3, B12, Biotin undFolat.

Das menschliche Wachstumshormon HGH (Human Growth Hormone) ist das dritte in diesem wirklich bezaubernden Bunde und am leichtesten zu erhalten: durch Kurzzeitfasten. Dessen nächstliegende Variante nämlich besteht darin, einfach das tägliche Frühstück oder Abendessen auszulassen, wie ich selbst übrigens schon seit über 40 Jahren. Da schon nach sechs Stunden Fasten die körpereigene HGH-Produktion einsetzt, ist man bei vier bis fünf Stunden Essenszeit und 17 bis 18 Stunden Fasten bestens versorgt – so man kann und möchte, ein Leben lang.

Der Weg zu beglückendem Essen und guter Stimmung ist letztlich doch also sehr einfach. Neben ihrer stimmungsaufhellenden Wirkung haben Serotonin, Dopamin und HGH noch weitere geradezu zauberhafte Auswirkungen, etwa zur Verbesserung des Schlafes und der Haut.

Ausführlich zum Kurzzeitfasten im gleichnamigen Buch. Info zu *Amorex* im Taschenbuch *Das Geheimnis der Lebensenergie*.

# DIE SPIRITUELLE INTEGRITÄT DES KÖRPERS SICHERN

· · · · · · · · · · · · · · · · · · · · · · · · · · · · · · · · · · · · · · · ·

*Schutz vor Übergriffen in die*
*Energiekörper*

Dass der Körper beatmet, ernährt und bewegt werden muss, ist uns allen klar. Weniger klar ist, dass er auch des Schutzes seines Energiesystems bedarf. Wir wissen, dass ein Netz aus Energiebahnen in Gestalt der Wendekreise den Makrokosmos Erde überzieht. Ganz ähnlich verfügt der Mikrokosmos Mensch über Meridiane oder – aus indischer Sicht – Nadis. Chakren genannte Energiezentren im Körper sammeln Energie und steuern die subtilen Energieflüsse zwischen den ihnen zugeordneten Organen.

Normalerweise funktioniert dieses System ohne unser Zutun, sogar ohne jedwedes Bewusstsein davon. Jeder Schnitt und jede Verletzung kann aber diese Energieströme behindern. Haut ist schnell genäht und eine Wunde kann rasch wieder geschlossen sein. Der Strom der Körperenergie aber staut sich nur zu leicht an den Narben, wenn man die Energiebahnen bei Eingriffen und Behandlungen missachtet. Leider ist dies in der Praxis sehr oft der Fall. Häufig ist deshalb beispielsweise nach Fettabsaugen nicht nur der Bauch weg, sondern auch der

Energiefluss, worüber sich heute eigentlich niemand mehr wundern sollte.

Jeder Eingriff in die materielle Körperwelt ist eine Verletzung subtiler Energiebahnen. Während wir über die grobstoffliche Körperwelt so gut Bescheid wissen wie über die große weite Welt und die Landkarten der Anatomie den Weltkarten in nichts nachstehen, tappen wir auf der Energieebene unserer Körperwelt immer noch weitgehend im Dunklen – zumindest im Westen. Viele Chirurgen wissen nichts darüber und glauben nicht einmal daran. Dabei lernt schon jedes Kind, dass Unwissenheit nicht vor Folgen schützt.

Dabei wäre alles so einfach, selbst für die akademische Medizin, die längst die nötigen Vorarbeiten geleistet hat. Seit der Renaissance lernte man sezierend die Organe, die Lymph- und Blutgefäße und die Nerven kennen. Nun ist die Energieebene dran, die sich sogar schon weitgehend messen lässt. Zu glauben, dass Blutgefäße und Kreislauf vor ihrer Entdeckung nicht existierten, wäre ähnlich naiv, wie es heutiges schulmedizinisches Leugnen, mindestens aber Missachten der Energiebahnen ist. Deren Schutz ist jedem Einzelnen Auftrag und Pflicht, auch wenn die Schulmedizin womöglich noch Jahrzehnte brauchen wird, um die bereits vorliegenden Beweise zu akzeptieren.

Es ist ungemein wichtig, zu wissen, dass hinter – beziehungsweise unter – jeder körperlichen Narbe auch eine entsprechende energetische liegt. Es gilt, sich vor äußeren und inneren Narben in Acht zu nehmen. Vor allem aber sollte man sie sich nicht mutwillig durch chirurgische Eingriffe zuziehen, wenn es bessere Möglichkeiten gibt.

Schönheitsoperationen rechtfertigen aus meiner Sicht nur in ganz wenigen Fällen solche Eingriffe in den Energiekörper. Sie sind deshalb zu vermeiden. Einen besseren Weg eröffnet das Buch *Individualgewicht*. Was schon entstandene Narben betrifft, so lassen sie sich äußerlich mit den Methoden der Neuraltherapie behandeln, innerlich mit der CD *Energiearbeit*.

Lösungen für Figur- und Gewichtsprobleme im Buch *Welchen Körper braucht meine Seele – Wege zum Individualgewicht*, das 2020 mit den zugehörigen geführten Meditationen auf CDs und als Download erscheint.

# EIN LEBENDIGES LEBEN!

*Schutz vor Langeweile*

*Carpe diem* – nutze den Tag! Dieser Wahlspruch aus alter Zeit findet seinen modernen Gegenpol in der Langeweile der Fun- und Freizeit-Gesellschaft. Ein Überfluss an Zeit verleitet dazu, dieselbe totzuschlagen, weil man nichts mit ihr anzufangen weiß. Doch ist es dieselbe Zeit, die so vielen modernen Menschen zum knappsten und kostbarsten Gut wird. Viele verlieren in immer größerer Hetze und Hektik jedes Ziel aus den Augen – ganz nach Mark Twain: *Kaum hatten wir das Ziel aus den Augen verloren, verdoppelten wir die Geschwindigkeit.* Andere wiederum leiden an zu viel Zeit und langweilen sich fast zu Tode. Wer in einem ungeliebten Job seine Lebenszeit vergeudet, wird das ebenso erfahren wie der Arbeitslose, der sich nicht gebraucht fühlt.

»Langweilig« ist ein Argument des Ego, das monotone Tätigkeiten ablehnt, die den Intellekt unterfordern. Der will ständig gebraucht werden, sonst reagiert er beleidigt. Die immer gleiche Arbeit findet er nervtötend. Dabei sind es genau diese Aktivitäten, die verschiedenste Traditionen als Hilfsmittel auf dem Weg zur Vollkommenheit empfehlen. Im Stile eines Zen-Meisters lehrt Beppo Straßenfeger die Lösung in Michael Endes Roman *Momo*, dem modernen Märchen von der Zeit. Angesichts einer endlos langen Straße bleibt dem Straßenkehrer nur eines: immer nur den nächsten Besenstrich ins Auge zu fassen. Durch Fokussierung auf den einzelnen Moment schafft er es, nicht den Mut sinken zu lassen. Zen in der Kunst des Straßenfegens! Das lässt sich auf jede Tätigkeit übertragen. Auch das Geheimnis erfolgreicher Sportler liegt in dieser Kunst: immer nur den nächsten Ball zu spielen!

Dieses einfache Rezept für ein Leben im Hier und Jetzt bringt eine ungeheure Lebendigkeit in den Moment. Das Leben aber besteht aus einer langen Kette von Momenten. Um das ganze Leben lebendig zu machen, heißt es, den jeweiligen Augenblick mit vitaler Aufmerksamkeit zu leben. Und das ist schon das Ende aller Langeweile. Statt also völlig verkrampft im Wenn und Aber sein Dasein zu fristen, geht es darum, völlig entspannt im Hier und Jetzt zu leben.

Näheres im Ratgeber *Jetzt einfach meditieren*. Für Anregungen, um sich Wünsche zu erfüllen, zu denen uns unsere Seele ruft, bevor es zu spät ist: *Die Liste vor der Kiste.*

# INNERE RUHE FINDEN!

*Schutz vor Reizüberflutung*

Tagtäglich werden wir von Hunderten Werbebotschaften beeinflusst. Und es werden täglich mehr. Aber dringt all das wirklich noch ein? Haben wir nicht längst zugemacht? Auch werden wir ständig mit so vielen Horrormeldungen konfrontiert, dass wir als mitfühlende Menschen eigentlich immer wieder in Tränen ausbrechen müssten. Das tun wir aber nicht. Es muss also eine erhebliche Abstumpfung eingetreten sein, die das meiste abblockt.

Offenbar empfinden wir aber auch die Reize, die wir gar nicht bewusst wahrnehmen, als störend. Millionen TinnituspatientInnen, die viel zu viel um die Ohren hatten, stehen dafür. Studien belegen, dass sich der Organismus zwar subjektiv, nicht aber objektiv an Lärm gewöhnt. Gegen Stress sind wir dagegen auch subjektiv ziemlich machtlos. So bleibt als beste Chance, sich Freiräume der Regeneration zu schaffen. Die Möglichkeiten reichen vom Mittagsschlaf über die Tiefenentspannung bis zur Meditation. Deren einfachste und leichteste Form ist die geführte Meditation, bei der man gesprochenen Texten auf dem Hintergrund eines Klangteppichs lauscht und so allmählich ein Gefühl für seine eigene innere Stimme entwickelt. Dieser kann man dann folgen und immer besser gehorchen. Allmählich wird der Zeitraum der Ruhe wachsen, der sich an eine solche Meditation anschließt. Diese Oasen innerer Stille weiter auszudehnen, ist das eigentliche Ziel entsprechender Übungen. Die Erfahrung lehrt: Es ist leicht das zu erreichen, wenn man einige Wochen konsequent bleibt.

Der Weg der Beruhigung inmitten des Trubels verspricht ähnlich viel Erfolg wie völliger Rückzug für einige Zeit. Aufschieben von Ruhephasen auf einen kommenden Urlaub hingegen ist gefährlich, zumal die allermeisten Ferienarrangements alles andere als Ruhe und Regeneration versprechen. Der normale deutsche Urlauber braucht geschlagene elf Monate, um sich energetisch vom Sommerurlaub so weit zu erholen, dass er im nächsten Jahr wieder an denselben energieraubenden Ort fahren kann. Heilungsbiotope wie das unsere, frei von Wellensalat, inmitten der Natur zwischen kleinen Wäldern, sind eine der seltenen Ausnahmen und ideale Orte zum Auftanken von Lebensenergie.

Siehe dazu den Ratgeber *Jetzt einfach meditieren,* das E-Book *Reisen nach Innen* und die im Anhang aufgeführten CDs bzw. Downloads mit geführten Meditationen.

# EIN LEBEN LANG LERNEN UND WACHSEN!

*Lernfähigkeit als Schutz vor Degeneration*

Auch wenn Wachstum und Lernen in unseren jungen Jahren einen Schwerpunkt haben, lehrt das Leben uns, immerfort zu wachsen und zu lernen. Wo die Dinge nicht mehr im Fluss und Menschen nicht mehr lernwillig sind, ergeben sich Krisen und Krankheitsbilder. *Krebs – Wachstum auf Abwegen* ist mehr als nur irgendein Buchtitel. Lernen heißt, die Botschaften aus den Problemen des Lebens herauszulesen, sie wahr- und wichtig zu nehmen und im Alltag umzusetzen.

Zu Beginn lernen wir, uns im Körper zurechtzufinden, und danach, die kleine häusliche Welt zu verstehen, um unseren Gesichtskreis später fortwährend zu erweitern, bis wir uns im Idealfall in dieser Welt gut zurechtfinden. Bereiche wie Partnerschaft und Beruf wollen gelernt werden. Und vor allem ab der Lebensmitte sollten wir uns auch dem seelischen Gegenpol lernend öffnen. Sogar (in Würde) zu altern, müssen wir erst lernen in einer Gesellschaft, in der zwar jeder uralt werden, aber niemand alt sein will – was nebenbei gesagt ein sicheres Rezept für Unglück ist. Wenn alle etwas werden wollen, was nachher niemand sein will, werden alle unglücklich. Nach diesem Motto sind zurzeit viele Menschen erfolgreich unterwegs ins hausgemachte Unbehagen. Hier bestünde die einzig wirkungsvolle Therapie im Umdenken: Etwas, das nicht zu verhindern ist, kann man auch annehmen und sollte es, wenn irgend möglich, sogar genießen!

Wenn gesundheitliche Probleme auf dem Lebensweg aus dem Widerwillen erwachsen, weiter zu lernen, geraten pädagogische Themen in den Mittelpunkt. Bildung ist heute einseitig geworden und hat mit Bildern, geschweige denn inneren, kaum noch etwas zu tun. Der überwiegende Teil unseres Bildungsangebots richtet sich an die linke, männliche Gehirnhälfte und läuft auf Eintrichtern von Information hinaus. Wirkliches Lernen, das zu inneren Bildern und damit echter *Bild*ung führt, müsste sich gleichermaßen an die rechte weibliche Gehirnhälfte wenden, die natürlicherweise mit Bildern, Mustern und Rhythmen umgeht.

Vor allem aber müsste das Lernen die Regeln einschließen. Wer Fußball spielen will, lernt – selbstverständlich – zuerst die Regeln und weiß zum Beispiel, dass in der Halbzeit die Seiten gewechselt werden müssen. Im Leben aber scheinen das die wenigsten Menschen zu wissen. Sie nutzen die *Wechsel*jahre nicht zum Seitenwechsel und wundern sich, wenn sie nach der Lebensmitte nur noch Eigentore schießen. Andere agieren ständig aus Abseitspositionen und sind erbost, wenn ihre Leistungen und Tore nicht anerkannt werden. Manche projizieren die eigene Ahnungslosigkeit anschließend auch noch auf den Schiedsrichter beziehungsweise Partner, Chef, Präsidenten oder auf Gott. Sie jammern sich durchs Leben und zeigen so, wie wenig sie davon verstanden haben. Je mehr jemand jammert, desto weniger hat er die grundlegenden Regeln und (Schicksals-)Gesetze verstanden. Wer dagegen die Gesetze des Lebens, allen voran die der Resonanz und der Polarität, gelernt hat, wird sich und das Leben leicht nehmen. Ihm werden Flügel wachsen.

 Hinweise dazu bietet die Buchtrilogie *Schicksalsgesetze, Schattenprinzip, Lebensprinzipien* mit den zugehörigen Audios wie auch *Hollywood-Therapie – was Spielfilme über unsere Seele verraten.*

# SICH FORDERN UND FÖRDERN!

*Schutz vor Überlastung und*
*Unterforderung*

Überforderung macht einen Muskel zu dick und zu kurz, sodass er schmerzhaft an seinen Sehnen zerrt und diese zu zerreißen drohen. *Wenn alle Stricke reißen,* wie es so passend heißt, liegt überhaupt meist eine Überforderung zugrunde. Unterforderung dagegen führt zu Erschlaffung und folglich zu Funktionsverlust. Der angelsächsische Slogan *use it or lose it* (nutze oder verliere es) bezieht sich gleichermaßen auf den Darm wie auf das Gehirn sowie alle übrigen Strukturen und Funktionen unseres Seins. Die größte Beleidigung einer Seele ist ihre Unterforderung, weshalb unterforderte Menschen genauso hohe oder sogar noch höhere Krankenstände aufweisen als überforderte. Erstere können über die Arbeitslosigkeit in eine Depression rutschen, Letztere tun es über die Zwischenstation Burn-out. Es ist eine Tatsache, dass wir im Leben jederzeit auf jeder Ebene degenerieren können, wenn wir unsere Möglichkeiten brachliegen lassen, indem wir uns weigern, unsere Begabungen als Gaben zu erkennen, die gegeben werden wollen.

Die andere Seite der Medaille besagt, dass wir überall und jederzeit wachsen und uns entwickeln können und sogar sollten. Wir brauchen uns nur zu fordern oder von den Umständen des Lebens herausfordern zu lassen, und schon empfangen wir Entwicklungsimpulse, die unseren Fortschritt fördern. Die hier drohende Gefahr ist die Überforderung, wenn man zu schnell zu viel will und es zu erzwingen versucht. Wer aber seinen Geist kreativ nutzt, wird ihn entwickeln, sodass er immer höheren Herausforderungen gewachsen ist. Noch im fortgeschrittenen Lebensalter ist es so möglich, seinen IQ zu erhöhen, ebenso den EQ. Intellektuelle und emotionale Intelligenz und selbst die des Körpers bleiben ein Leben lang forder- und förderbar, auch wenn die Gesellschaft des Jugendkultes das Gegenteil denkt. Tatsächlich können wir sogar das Alter als Geschenk erkennen und genießen, wenn wir dessen Fallstricke durchschauen und in Chancen wandeln, wozu das gleichnamige Buch anregt.

Wo immer wir uns bemühen und unsere Ziele ein Stückweit höher wählen, als unsere gegenwärtigen Fähigkeiten reichen, werden wir im gleichen Maß gefordert wie gefördert. Unsere körperlichen, seelischen und geistig-spirituellen Sensoren reagieren empfindlich und rasch auf fein dosierte Entwicklungsreize. In der Mitte zwischen Über- und Unterforderung liegen Lösung und Erlösung nahe beieinander.

 Näheres in den Büchern *Das Alter als Geschenk* und *Seeleninfarkt.*

# GESUNDE AGGRESSION LEBEN!

*Schutz vor Wut, Zorn und Rache*

Aggression ist nicht nur negativ, sondern eine der Grundkräfte der Schöpfung und unbedingt notwendig, um im Lebenskampf zu bestehen. Wer mit Mut und Einsatz sein Leben *in Angriff* nimmt, muss ja nicht angriffig werden. Wenn er es so in den Griff bekommt, hat er schlicht mehr davon! Er gebraucht seine Aggression bewusst und maßvoll, wird entscheidungsfreudig sein und seine eigenen sowie die Kräfte anderer entfesseln, um gesteckte Ziele zu erreichen.

Wo dagegen aggressive Kräfte unterdrückt werden, besteht die Gefahr, dass sie sich in Krankheitsbilder wie Infektionen, Allergien oder sogar Autoaggressionskrankheiten wie Rheuma und Multiple Sklerose verwandeln. Auf diese Weise leben sich Aggressionen ebenfalls aus, nur eben auf der Körperbühne in Kämpfen zwischen Abwehrsystem und Erregern, Allergenen oder symbolträchtigen Geweben des eigenen Körpers. Der Organismus führt dann stellvertretend Krieg. Im Sinne von *Krankheit als Symbol* wäre es sinnvoll, ihn von dieser – für ihn sowieso unlösbaren – Aufgabe zu entbinden. Wenn die

Seele ihm diese Themen abnimmt und sie ihren Stellenwert im Bewusstsein bekommen, ist das in jedem Fall besser, als sie weiter auf der Körperebene ihr Unwesen treiben zu lassen und eigene Kräfte in Stellvertreterkriegen zu erschöpfen.

Aber auch im Bewusstsein gibt es mehr oder weniger geschickte Bearbeitungsebenen. Die unerfreulichen Reaktionen Wut, Zorn und Rachegefühle folgen ebenfalls aus unterdrückten Aggressionen. Mutig zuzugreifen, die Herausforderungen des Lebens in Angriff zu nehmen und die heißen Eisen anzupacken, wäre in jeder Hinsicht besser. Gelegenheiten, Initiative zu zeigen, sich mutig in neue Lebensbereiche vorzuwagen und mit den vorhandenen Energien zu spielen und seine Kräfte zu messen, können wundervolle Möglichkeiten werden, das Aggressionsprinzip auf anspruchsvolle Weise ins Leben zu integrieren.

So wäre man vor dessen negativen Varianten geschützt und eröffnete sich zudem Chancen auf große Entwicklungs- und Fortschritte. Das Leben mutig zu wagen, die heißen Eisen anzupacken und entscheidungsfreudig und frisch drauflos zu leben, wird nicht nur mehr Freude machen, sondern auch insgesamt viel mehr in Bewegung bringen. Damit aber erhöhen sich auch die Chancen, voranzukommen und sich der Verwirklichung der eigenen Ziele zu nähern. Aggression als Chance – das wird hier zum Programm und könnte das Motto auf dem mutigen Weg zu den eigenen Lebensthemen und -aufgaben sein.

Zur Vertiefung der hier angesprochenen Themen eignen sich die Bücher *Krankheit als Symbol* und *Wenn wir gegen uns selbst kämpfen* wie auch die CD *Ärger und Wut*. In diesem Zusammenhang sind auch die Filme der 1. Lebensbühne empfehlenswert, die in *Hollywood-Therapie – was Spielfilme über unsere Seele verraten* gesammelt und gedeutet werden.

# DER WEG IST DAS ZIEL!

*Schutz vor überzogenem Ehrgeiz*

Alle spirituellen Wege haben nur ein Ziel, was mit jedem Mandala anschaulich aufgezeigt wird. Woher die Wege auch kommen, nach welcher Tradition immer sie begangen werden, stets enden sie in der Einheit, die durch den Mitte(l)punkt im Mandala bezeichnet wird.

Natürlich gibt es auch andere Abbildungsebenen für den Entwicklungsweg. Im Hinduismus beispielsweise führt er über die sieben Chakren entlang der Wirbelsäule, in der christlichen Tradition über die sieben Stufen der Jakobsleiter – in beiden Fällen ist mit der Wirbelsäule unsere Weltachse gemeint, an der der Aufstieg gemessen wird. Bei der Verwirklichung geht im einen Fall das Kronenchakra auf, im anderen entwickelt sich ein Schein um den Kopf, der von Heiligen bekannt ist. Bei den Chinesen heißt es, das Jadekissen *Yu Zhen* am Hinterkopf entwickle sich.

Wie unterschiedlich der Weg auch dargestellt wird, die Beschreibungen des Ziels entsprechen sich. Wenn die Worte auch noch so verschieden sind – Himmelreich Gottes, Nirvana, Samadhi –, ausnahmslos zeichnen Erfahrungen reinen Seins sich dadurch aus, dass keinerlei Widerstand mehr empfunden wird. Umgekehrt ist festzustellen: Wer nicht im Zustand der Erleuchtung, also nicht im Augenblick des Hier und Jetzt ist, lebt im Widerstand – also wir alle die allermeiste Zeit.

Ehrgeiz ist Ausdruck von Widerstand gegenüber dem Augenblick, möchte man doch immer schon woanders, in irgendeiner Weise weiter sein, als man ist. So wird er zum großen Hindernis auf dem Weg zur Einheit. Diesbezüglich gibt es eine paradoxe und deshalb überaus typische östliche Anweisung in Gestalt von zwei Ratschlägen für den Entwicklungsweg. Der erste Rat lautet: *Wisse, dass es keine Chance gibt, die Einheit oder Gott je zu erreichen.* Der zweite Rat lautet: *Tue so, als wüsstest du nichts vom ersten Rat.*

 Nähere Infos zum Mandala als Abbild des Lebensweges in *Mandalas der Welt* und im *Arbeitsbuch der Mandala-Therapie.* Hilfreich ist auch die CD *Visionen – Den eigenen Weg finden.*

# HEITERKEIT UND LEBENSLUST ENTWICKELN!

*Humor als Schutz vor Trübsinn*

Humor ist wie Blut ein ganz besonderer Saft und fast genauso wichtig. Das klingt erst einmal verwunderlich. *Humor*alpathologie hieß die Lehre von der Harmonie der Körpersäfte, nach der die alte Medizin versuchte, das Gleichgewicht im Organismus zu wahren beziehungsweise wiederherzustellen. Der Humor wurde in der modernen Medizin lange missachtet, obwohl der Volksmund immer wusste, dass Lachen die beste Medizin ist.

Ärzte wie der geniale Patch Adams, die sich zum Clown machen, können die Tiefe dieser Weisheit an ihren Heilungserfolgen ablesen. Wann immer es gelingt, den Patienten über sich selbst lachen oder innerlich lächeln zu lassen, ist Heilung in Sicht. Wo der Arzt dagegen über den Patienten – und sei es nur innerlich – lacht, ist alles verloren. Die Bedeutung von Heiterkeit und Fröhlichkeit wurde sowohl in der Medizin als auch in der Religion weitgehend vergessen. Die frohe Botschaft der christlichen Evangelien droht im moralinsauren Sumpf einer ernsten und fast schwermütigen Religion unterzugehen, die Medizin im bitteren Ernst des Pharmageldes.

Das alte Wort Frohsinn mag weiter helfen: Ein froher Sinn facht unsere Selbstheilungskräfte an, Trübsinn blockiert sie. Optimismus und Frohsinn sind insofern lernbar, als wir ihnen nur Zeit einräumen müssten. Selbst unmotiviertes Lachen ist besser als nichts, dabei gibt es so viele Anlässe, gut motiviert zu lachen. Niemand hat sich bisher totgelacht, viele aber sind Trübsinn blasend verschieden. Ob wir die ursprünglich frohe Botschaft der Evangelien wieder entdecken oder die Heiterkeit in uns selbst finden, stets sind wir gut beraten, wenn wir das Leben leicht nehmen, wo immer es möglich ist. Papst Johannes XXIII. soll auf die Frage, warum Engel Flügel hätten, geantwortet haben, *weil sie sich leicht nehmen.* Insofern wäre es naheliegend, es ihnen nachzumachen: vieles mit links und damit locker und leichter zu erledigen und das Leben in sanften Fluss zu bringen.

Nicht nur, aber auch die moderne Glücksforschung rät zum Fließen und empfiehlt den Flow(-Bereich), in dem wir uns eins mit unserem Tun und Sein fühlen. Für ein Wesen, das zu Beginn seines Lebens zu drei Vierteln und am Ende immer noch zu zwei Dritteln aus Wasser besteht, ist Fließen eigentlich das Natürlichste von der Welt. Humor heißt der Saft, der in unser Leben miteinfließen sollte.

 Siehe auch das Buch von Barbara Rütting: *Lachen wir uns gesund!* Herbig, München 2001.

# DIE EIGENE AUFGABE UND DEN EIGENEN WEG FINDEN!

*Kreativität als Schutz vor Verirrung*

Wer fremde Tugenden zu leben versucht, spielt auf gefährliche Art mit seinem Leben. Aber nur wenige wissen darum, und jene, die Tugenden preisen und überwachen, wollen nichts davon wissen. Was Krebsärzte als Normopathie, als krankmachende Normalität, bezeichnen, geht in diese Richtung. Unter Krebspatienten sind auffällig viele, die ein Leben lang versucht haben, es allen recht zu machen und von anderen ausgesuchte und empfohlene Tugenden zu leben. Das eigene Spezielle und Originelle, das Individuelle und Persönliche blieb allzu oft auf der Strecke (des Lebens).

Fast alle Religionen predigen allgemeine Tugenden unabhängig von der individuellen Person und ihrem Lebensweg. Wer ihnen ohne Rücksicht auf die eigene Lebensaufgabe folgt, riskiert sein Leben. Zum einen lebt er gar nicht *sein* Leben, zum anderen ist er von Krebs bedroht. Fast die Hälfte der Deutschen bekommt dieses Leiden nach Aussagen der Schulmedizin, und wiederum die Hälfte davon erliegt ihm. *Krebs – Wachstum auf Abwegen* beleuchtet dieses große gesellschaftliche Problem.

Der Ausweg läge darin, (s)ein eigenes Leben zu wagen. Diesbezüglich bedarf es großen Mutes und einer gewissen Kreativität, um überhaupt herauszufinden, was das Eigene ist. Die innere Stimme kann hier wertvolle Dienste leisten. Aber auch der Mut, verschiedene Wege auszuprobieren, wird weiterhelfen. Allein bis man *seinen* Beruf gefunden hat, der ruft, weil er Berufung ist, mag dauern. Da aber jeder bloße Job in die Krise führen muss, lohnt es zu jeder Zeit, auf diesen inneren Ruf zu horchen und ihm dann auch zu gehorchen. Das betrifft nicht nur den Beruf, sondern auch die richtigen Partner im beruflichen, gesellschaftlichen und privaten Umfeld. *Gut Ding will Weile haben*, weiß der Volksmund. Auf der anderen Seite muss die notwendige Geduld durch Mut und Bereitschaft ergänzt werden, um gute Gelegenheiten und sich bietende Chancen weder zu übersehen noch zu verschlafen. Die Bibel rät uns, in jedem Moment wach und bereit zu sein und mit allem zu rechnen. Christus, heißt es da, könnte uns in jedem und vor allem auch im miserabelsten unserer Brüder begegnen. Wir sollten also neben Geduld, Mut und Kreativität auch Bereitschaft und Achtsamkeit üben.

In unseren Begabungen liegen unsere Gaben, die es zu geben gilt, und dabei wiederum können auch die Tugenden helfen, wenn sie zu unseren eigenen, individuellen werden.

# LEBENSGENUSS ALS AUFGABE!

*Genießen als Schutz vor Ungenießbarkeit*

»Wer nicht genießt, ist ungenießbar«, besingt Konstantin Wecker eine allgemein bekannte Erkenntnis. Doch wie wenige erahnen auch nur, dass Genuss und Ekstase zu unseren Lebensaufgaben gehören! Christus empfiehlt uns ein erfülltes Leben und vermehrt bei der Hochzeit ja den Wein und nicht etwa das stille Wasser.

Wie uneingestandene dunkle Seiten der Seele zum Schatten werden, der unsere Selbstverwirklichung behindert, so können auch ungelebte lichte Seiten ein Schattendasein führen. So wäre es denkbar, dass der Hüter der Schwelle, von Christen in der Gestalt von Petrus dargestellt, dereinst auch all die fehlenden Orgasmen, die ungelebte Ekstase, Begeisterung, den nicht erlebten Rausch, fehlende Freudenfeste und all die dem Leben schuldig gebliebene Sinnenfreude einfordern wird. Viele dürften zum Ausgleich dieser Defizite auf entsprechende »Ehrenrunden« zurück auf die Erde geschickt werden, die offenbar die Spielwiese ist, um derlei Erfahrungen zu machen. Auch lichter Schatten ist Schatten. Und nur wenn sich unser »Ich« mit dem Schatten vereinigt, kann Erleuchtung geschehen, können wir Ganzheit verwirklichen und Erfüllung finden.

Die dunklen Schatten mit Licht zu erfüllen ist in jedem Fall eine anspruchsvolle Aufgabe, selbst mit so fortgeschrittenen Techniken wie Schattentherapie. Wie schade wäre es da, an so angenehmen Themen wie Genuss und Liebe, Sinnenfreude und Hingabe zu scheitern und sich ein Nachsitzen in der Schule des Lebens zu verdienen. Um dem vorzubeugen, liegt es nahe, Genuss nicht länger aufzuschieben, sondern sofort damit zu beginnen. Das Leben lässt sich auch einfach so und scheinbar ganz sinnlos genießen, selbst in den kleinen Dingen und in den großen sowieso. Jeder Schritt und jeder Atemzug können Genuss sein. Sind sie krankheitsbedingt behindert, wird uns das im erlebten Mangel schnell klar. Auch wenn etwas Verlorengeglaubtes zurückkehrt, können wir es erleben und genießen lernen. Wir brauchen aber nicht darauf zu warten, sondern können uns schicksalshafte Zwangsbelehrungen ersparen: durch waches, bewusstes Leben und Genießen.

 Für Anregungen, um sich Wünsche zu erfüllen, zu denen uns unsere Seele ruft, bevor es zu spät ist: *Die Liste vor der Kiste*.

# IM FLUSS BLEIBEN!

## Bewegung als Schutz vor Erstarrung

*Vorbeugen ist besser als gar keine Bewegung*, meint der Kabarettist Bernhard Ludwig. *Sich regen bringt Segen*, weiß der Volksmund. Physisch ist da alles eigentlich ganz einfach. Wir haben keine Wahl, ob wir uns bewegen oder nicht, denn wer sich gar nicht bewegt, geht sang- und klanglos ein – nicht nur in körperlicher, sondern auch in seelischer und geistiger Hinsicht.

Wie ein Muskel, der nicht mehr benutzt wird, bilden sich offenbar auch ein nicht geforderter Darm und ein vernachlässigtes Gehirn zurück. Der nicht mehr geübte Geist verfällt, das in seelischer Hinsicht ungenutzte Herz verkommt ebenso wie das unterforderte physische. Der durch ballaststoffarme raffinierte Nahrung nicht geforderte Darm wird träge und faul, sein Besitzer verstopft.

Was wir im Körper fordern, wird automatisch gefördert, und das gilt in gleicher Weise für Geist und Seele. Bewegung hält beweglich, Ruhe macht ruhig. Stur- und Starrheit machen starr und leblos. Der bewegliche Körper wird zu einem wundervollen Haus für eine Seele, die sich ein Leben lang entwickelt. Diese bereitet einem

Geist das Feld, der sich in spirituelle Dimensionen wagt und den Sinn des Lebens nicht nur findet, sondern auch zu verwirklichen sucht. Ständig im Fluss sucht solch ein Geist nach Höhe, genau umgekehrt wie das Wasser eines Baches immer Wege in die Tiefe sucht und findet.

Der suchende Geist wird auch das Prinzip der Vorbeugung entdecken, das heißt, er lässt sich nicht vom Schicksal zu seinen Lernschritten zwingen, sondern unternimmt sie freiwillig – er macht sich auf den Weg. Ermahnungen des Lebens in Form von Symptomen, Problemen und Katastrophen werden so vorweggenommen, Leid wird weitgehend überflüssig. Beweglichkeit ist nicht die einzige, aber eine der zentralen Eigenschaften eines wachen, bewussten Geistes. Das erwähnte Wasser bietet eine schöne Analogie: Gesund ist es vor allem, wenn es fließen und sich mit der Umgebung austauschen kann. Ständig in Bewegung bleibt es frisch und erfrischend, regenerierend und lebendig. Immer wach im Hinblick auf anstehende Lernaufgaben: So wird der Geist zu seiner Zeit für alle Zeit erwachen.

Näheres dazu in *Krankheit als Symbol* und *Hör auf gegen die Wand zu laufen.*

# REGENERATION UND AUSGLEICH

*Die Ein-Minuten-Pause als Schutz
vor dem »Robotern«*

Wo das Leben zu pausen- und atemlosem Hetzen verkommt, wird sein Ende erstens absehbar und zweitens
schrecklich sein. Selbst für große Lebensübergänge
bleibt dann kaum Zeit, und zentrale Lebensthemen
werden verpasst. Auf die Frage, wie er die Lebensmitte
bewältigt habe, antwortete ein prominenter Talkshow-
gast: »Dafür hatte ich keine Zeit.« Er bekam für dieses
Statement auch noch Beifall – und hatte doch wohl
die entscheidende Kurve in seinem eigenen Leben nicht
genommen und dadurch wahrscheinlich eine Menge
verpasst.

Unterbrechungen und Pausen sind auch Bilanzzeiten
und von daher weniger beliebt, doch besonders auch dafür wichtig: Der Organismus ergreift die Gelegenheit,
alte unfertige »Baustellen« in Ordnung zu bringen. So
kann ein Urlaub zur rechten Zeit ein großer Genuss sein,
zu späte Ferien können hoffentlich noch die vorher unterdrückten Probleme zu Bewusstsein bringen. Wo solche Zeiten aber gänzlich ausfallen, holt der Organismus
sie sich über krankheitsbedingte Auszeiten wieder. Statt

rechtzeitig Regeneration zu bekommen, erzwingt er dann Rehabilitation.

Wer mittags eine halbe Stunde schläft oder meditiert, wird am Nachmittag Energie haben. Wer dagegen »durchrobotert«, wird in der zweiten Tages- und Lebenshälfte dagegen eher wenig fertigbringen, weil er – vielleicht ohne es überhaupt zu bemerken – selbst längst fertig ist.

Selbst kleine Pausen von einer Minute Dauer können Wunder wirken, wenn sie bewusst genutzt werden. Der Sekundenschlaf beim Autofahren, der nicht nur das eigene Leben in Gefahr bringt, sondern auch auf verblüffende Weise wach macht, zeigt es. Beim Schlüsseltrick wird aus der Not eine Tugend: Wer beim Autofahren Müdigkeit spürt, sollte sofort anhalten, den Zündschlüssel abziehen und in der Hand behalten, während er sich dem Schlaf hingibt. Sobald der Schlüssel aus der erschlaffenden Hand fällt, wird man erwachen und kann erfrischt und erstaunlich munter weiterfahren. Das klappt natürlich auch im Büro oder zu Hause, wenn eine bleierne Müdigkeit uns wieder einmal daran hindert, zu tun, was zu tun ist.

Sehr bewährt hat sich, spätestens nach 90 Minuten – egal bei welcher Tätigkeit – eine kurze mit kleinen Übungen gefüllte Pause einzulegen. Mit der einen Hand ließe sich etwa eine liegende, mit der anderen zugleich eine stehende Acht in die Luft malen. Mit solcher Bewusstseinsgymnastik entwickeln sich – wie beim Jonglieren – Koordinationsfähigkeit, Flexibilität und sogar Intelligenz. Letztere allerdings nur so weit und lange, als

man die Übung nicht beherrscht. Wie gut also, dass
der Körper über reichlich Potenzial verfügt, das man zur
Bewusstseinserweiterung nutzbar machen kann.

 Der Ratgeber *Jetzt einfach atmen* bietet eine Vielzahl
leicht erlernbarer Atemübungen, um aus solchen Pausen
mehr zu machen.

# DEN SINN DES LEBENS FINDEN!

*Schutz vor Sinnlosigkeit*

Nur wo Sinn ist, kommt auch Perspektive ins Leben. Wer keinen Sinn findet, wird auch sich und sein Leben irgendwann sinnlos finden. Insofern wird die Sinnfindung zum entscheidenden (Wende-)Punkt im Leben.

Menschen, die leben, haben Ihren Sinn gefunden. Die anderen überleben lediglich so eben. Anders eine sogenannte Überlebenspersönlichkeit, die noch die unmenschlichsten Situationen bewältigt. Sie zeichnet sich dadurch aus, dass sie Sinn gefunden hat. Wenn Gefangene extreme Qualen überlebten, wie Viktor Frankl oder Vladimir Lindenberg im KZ, war es der Sinn in ihrem Leben, der sie durchhalten ließ. Beide haben das in ihren späteren Werken belegt. Viktor Frankls Logotherapie baut so auch wesentlich auf der Sinnfrage auf.

Von den amerikanischen Soldaten, die die brutale Kriegsgefangenschaft in den Tigerkäfigen des Vietcong überlebten, bewiesen nicht etwa die Elitekämpfer der legendären Seals, den stärksten Überlebenswillen. Es waren die einfachen Soldaten, die einen über den Krieg hinausgehenden Sinn im Leben erblickten, beispielsweise

Männer, die ihre Lieben wiedersehen wollten. Die Sinn-frage frühzeitig zu stellen und zu klären, kann zur alles entscheidenden Lebensfrage werden – und somit manch-mal gar zur Überlebensfrage.

Nur wer sich Zeit nimmt, zu verweilen, und wer lernt, nach innen zu horchen, kann hoffen, Antworten aus der eigenen Seelentiefe auf die existenziellen Fragen zu finden. Inhalt, der inneren Halt gibt, braucht Zeit und Innehalten, um sich entwickeln zu können. Er will stän-dig mit Lebensenergie genährt werden und kann so dem Leben die entscheidenden Impulse geben.

 Bücher wie *Krebs – Wachstum auf Abwegen* und *Das Alter als Geschenk* helfen hier weiter, wie natürlich auch die Filme der 7. Lebensbühne aus *Hollywood-Therapie*. Und bevor es zu spät ist, sich Sehnsuchtswünsche zu erfüllen, zu denen uns unsere Seele ruft: *Die Liste vor der Kiste*.

# LOSLASSEN AUF DEM WEG

*Die Fähigkeit loszulassen als*
*Schutz vor Stagnation*

Loslassen ist die Lösung für so viele Probleme. Der Spitzenmanager und Bluthochdruckpatient muss es ebenso lernen wie die stressgeplagte Hausfrau und Mutter überdrehter oder hyperaktiver Kinder. Für die meisten modernen Krankheitsbilder von Tinnitus bis zu Orgasmusproblemen wäre Loslassen der Ausweg. Die Süchtigen der Drogengesellschaft suchen und finden es auf ihre Art. Die Bürger verachten sie dafür, ohne selbst von ihrem Nikotin und Alkohol lassen zu können. Viele können nicht einmal mehr einschlafen vor »Loslassproblemen«. In der Analogie wird neben der Nacht und dem Einschlafen auch das Sterben und Entschlafen zum Drama.

Loslassen ist seit je das Zauberwort der spirituellen Szene und findet heute zunehmend Eingang in moderne Psychotherapien. Allein, es ist schwer zu »machen«, und für den typischen Macher unserer Gesellschaft bleibt es ein großes Geheimnis.

Wissenschaft und Medizin kümmern sich eh nicht darum – abgesehen von pharmakologischen Lösungsvorschlägen. Immerhin haben jederzeit über 100 Millionen

Menschen der westlichen Welt Diazepin, den Grundstoff von Valium, im Blut, das gängigste Psychopharmakon. Es bewirkt sogenannte psychovegetative Entkoppelung, das heißt, es entkoppelt das vegetative Nervensystem von der Seele, sodass sich deren Anspannung und Stress nicht mehr ganz direkt im Körper niederschlagen kann.

Dabei wäre es so einfach! Jedes Tier kann es, und auch an kleinen Kindern lässt es sich noch beobachten. Sie gehen ganz im Augenblick des Hier und Jetzt auf, während Erwachsene zunehmend daran scheitern, entspannt im Hier und Jetzt anzukommen. Und je häufiger sie dieses Ziel verfehlen, desto regelmäßiger verlieren sie sich verspannt im Wenn und Aber.

Wo immer wir üben, im Moment anzukommen, mit jeder Meditation und jedem Versuch, bewusst zu sein und zu leben, wächst die Chance auf echtes Loslassen. Auch Erleuchtung ist nichts anderes als umfassendes Loslassen – ein *großer Orgasmus mit der Schöpfung*, wie Bhagwan-Osho einmal sagte.

Der einfachste Schritt, um Loslassen zu lernen, ist die geführte Meditation, zu der es viele Vorlagen gibt.

 Siehe auch *Jetzt einfach meditieren* sowie *Die Leichtigkeit des Schwebens* und das E-Book *Reisen nach Innen*.

# URVERTRAUEN ALS BASIS DES LEBENS

*Selbstvertrauen als Schutz
vor Mutlosigkeit*

Selbstvertrauen ist der Schlüssel zu Erfolg und Glück im Leben schlechthin. Es gründet in jenem Urvertrauen, das ganz zu Beginn des Lebens in den ersten Monaten der Schwangerschaft entsteht. Noch völlig eins mit der Mutter, macht das Ungeborene in seinem Fruchtwasserparadies Erfahrungen von unbeschreiblicher Weite und Offenheit, von vollkommener Geborgenheit und Einheit. Verläuft diese Zeit in ungestörter Harmonie, bekommt das Kind seine wichtigste Mitgift.

Wo das aber – wie so oft – nicht der Fall ist, weil das Kind ungewollt kommt, die Eltern nicht zusammenhalten oder was auch immer, fehlen mit den Einheitserfahrungen ruhiger Ekstase und grenzenloser Weite auch Urvertrauen und in der Konsequenz Selbstvertrauen. Die beste Chance liegt dann nicht in funktionalen Maßnahmen wie Selbstsicherheitstrainings, Rhetorikseminaren oder Fachfortbildungen, sondern in der Suche nach eben diesen Einheitserfahrungen, die zu Beginn des Lebens zu kurz kamen.

Im Rahmen spiritueller Exerzitien und Meditationen

können sie uns zufallen, wenn wir uns ganz dem Augenblick des Hier und Jetzt ergeben. In solchen Momenten erlebt die Seele sich selbst und die Welt um sich im Licht einer neuen, tieferen Wirklichkeit. Vor allem aber tankt sie jenes tiefe Vertrauen zur Schöpfung und zum eigenen Ursprung, das zu Recht Urvertrauen heißt. Schon ein einziges Eintauchen in diese Erfahrung kann das ganze Leben verändern und ist von daher unbezahlbar.

Zen-Buddhisten sagen: *Wem nur ein einmaliger Sitz sich fügt, dem verschwindet unermesslich aufgehäuftes Leid.* Dieses Erlebnis wird sich auf Dauer auch im täglichen Leben auszahlen, weil das daraus erwachsende Selbstvertrauen die beste Ausgangslage für Erfolg und vor allem Glück schafft. Statt sein Heil in oberflächlichen Kompensationsmaßnahmen zu suchen, lohnt es sich, tiefer zu gehen und den eigenen Lebensbaum von den Wurzeln her zu düngen.

In *Lebenskrisen als Entwicklungschancen* ist die erste Phase des Lebens ausführlich in ihrer Wichtigkeit und mit ihren Chancen dargestellt. Im Ratgeber *Jetzt einfach atmen* wird mit dem »verbundenen Atem« der effektivste Weg in solche Erlebensräume beschrieben, und *Jetzt einfach meditieren* bietet praktische Übungen auf dem Weg zur Einheit.

# ALTE WUNDEN ALS NEUE ENERGIEQUELLEN

*Das Überwinden der Vergangenheit
als Schutz vor Stagnation*

Nur wenn das Alte zum Dünger des Neuen wird, kann jener Humus oder Mutterboden entstehen, auf dem der *homo sapiens sapiens* seinem Namen die notwendige Ehre machen und Weisheit erreichen kann. Wie aus den toten Leibern vorausgegangener Pflanzen fruchtbarer Humus entsteht, müssen auch die alten überlebten Themen zum Kompost eines neuen energievollen Lebens werden. Dazu aber müssen sie endgültig gestorben, verdaut, und losgelassen sein.

Solange sie noch ständig Gedankenkraft – und sei es unbewusste – absorbieren, können sie nicht sterben und losgelassen, somit auch nicht zur Basis neuen seelischen Wachstums werden. Wie sie aber endgültig sterben lassen? Dazu müssen sie noch einmal in den Mittelpunkt treten, etwa im Rahmen einer Schatten-Psychotherapie, um bewusst gemacht, akzeptiert und verarbeitet zu werden. Dabei löst sich in ihnen gebundene Energie und steht anschließend wieder dem Leben zur Verfügung. Eine Methode wie die Reinkarnationstherapie geht den Weg weit zurück in der Zeit, um wirklich frei von allen alten Bindungen zu machen und den Menschen im Augenblick ankommen zu lassen.

Solch ein Schritt zurück ist zugleich ein wirksamer Schritt nach vorn. Das muss nicht immer angenehm sein, es wird aber niemals so schlimm, wie es bei der ursprünglichen Entstehung des Problems war. Frei zu werden von all den alten Knoten, die sich mit der Zeit zu Barrieren und Blockaden ausgewachsen haben, gibt dem Leben jene überfließende Energie zurück, die es zu einem wirklichen Genuss macht.

Die alten Schatten bleiben uns so lange Aufgabe, bis sie wirklich durchlichtet sind, dann aber kann der Schatten zum Schatz werden und unser Leben wie nichts anderes bereichern.

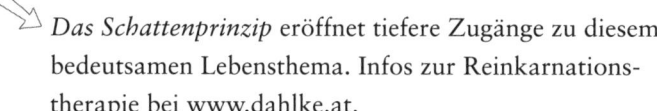 *Das Schattenprinzip* eröffnet tiefere Zugänge zu diesem bedeutsamen Lebensthema. Infos zur Reinkarnationstherapie bei www.dahlke.at.

# SCHATTEN ALS CHANCE

*Schutz vor der unbewussten
Herrschaft des Dunklen*

*Wenn du deinem Schatten hinterherläufst, wird er dir
immer vorauseilen. Wandle vielmehr im Licht und dreh
dich langsam um, dann wirst du sehen, dass dein Schatten dir folgt*: Dieses hinduistische Sprichwort drückt
wundervoll einfach aus, dass es darum geht, dem Licht
entgegenzugehen. Wer sich von ihm entfernt, läuft buchstäblich seinem eigenen Schatten nach, und dieser wird
dabei nur länger und bedrohlicher. Wer sich auf den Weg
in die Finsternis begeben hat, wird unweigerlich den
wachsenden Schatten folgend in der Hoffnungslosigkeit
landen. Geht man aber auf die Lichtquelle zu, wird der
Schatten kürzer, bis man schließlich ganz im Licht steht
und er unter einem verschwindet.

Streben wir also dem Licht zu, wird der Schatten
auch immer mit von der Partie sein und uns folgen. Das
sollten wir niemals vergessen, denn ein ignorierter und
verdrängter Schatten wird erst richtig gefährlich. Wer
seinen Schatten nicht beachtet, läuft Gefahr, zu dessen
Opfer zu werden. Der gewaltsame Tod fast aller bedeu-
tenden Friedenspolitiker ist schrecklicher Beleg dafür.

Je mehr wir aber vom dunklen Schattenbereich durchlichten, das heißt bewusst machen, desto eher treten wir ins Licht der Erleuchtung. Bewusstheit ist das Licht, das die Dunkelheit des Schattens aufhebt. Je mehr Schatten wir durch bewusstes Leben oder beispielsweise Psychotherapie auflösen, desto mehr Licht wird erstrahlen. Wer auf das Licht zugeht, wird sich seines Schattens immer stärker bewusst. Im Licht der Erkenntnis wird die Unbewusstheit besiegt. Schattenbewältigung ist somit der entscheidende Beitrag zur Verwirklichung des Lichts.

 Siehe dazu *Das Schattenprinzip* und *Die Schicksalsgesetze,* meine wichtigsten Bücher.

# DEMUT ALS WEGZEHRUNG

*Bitten und Beten als Schutz
vor Hochmut*

Beten und Bitten helfen auf dem Weg zur Einheit mit Gott: Das wissen seit je alle Religionen und ahnen die meisten Menschen. Neu sind dagegen wissenschaftliche Belege für die Wirksamkeit des Betens. Herzkranke Menschen, für die gebetet wurde, hatten nachweislich bessere Überlebenschancen als ihre Leidensgenossen, die diese Behandlung nicht genossen. Interessanterweise wussten weder die Patienten, dass für sie gebetet wurde, noch kannten die Betenden die Begünstigten ihrer Fürbitten persönlich.

*Bittet, so wird euch gegeben*, weiß die Bibel. Wer aber bitten kann, hat bereits bemerkt, dass er es aus eigener Kraft nicht schafft und Hilfe benötigt. So setzen Bitten ebenso wie Gebete Demut voraus. Das Schicksal muss uns erst weichklopfen, damit wir erkennen und wissen, dass wir – in unserer Not – Hilfe von höherer Stelle benötigen.

Der Osten würde sagen, das Gesetz des Karma arbeitet an uns und macht uns reif für die Demut, aus der allein sich Befreiung ergibt. Der christliche Westen weiß ebenso, dass Demut Reife voraussetzt, die erst die Gnade der Erlösung ermöglicht.

Zwischen der östlichen Lehre der Vorherbestimmung und dem westlichen Freiheitsglauben besteht insofern gar kein wesentlicher Widerspruch, und so löst sich auch der zwischen Karma und Gnade auf. Denn um für Gnade reif zu werden, brauchen wir geradezu das Karma. Es ist der Dünger der Befreiung. Der Weg dorthin ist uns bestimmt. Wir haben lediglich die Freiheit zu beliebig vielen Umwegen.

Andererseits können wir durch die Erkenntnis der Spielregeln des Lebens oder *Schicksalsgesetze* Abkürzungen wählen und uns den Weg einfacher gestalten. So ist Demut, wie durch *Dein Wille geschehe* im Vaterunser ausgedrückt, eher eine Frage der Intelligenz als des Glaubens. Denn Sein Wille geschieht in jedem Fall.

Siehe dazu *Die Schicksalsgesetze* und die zugehörigen CDs und *Beten* von Jürgen Fliege.

# DIE MITTE ALS ZIEL

*Meditation und Medizin als Schutz*
*vor dem Verlust der Mitte*

Dass *Mediz*in und *Medit*ation einmal dasselbe Ziel, nämlich die Mitte, hatten, verrät heute nur noch der gemeinsame Wortstamm. Worte für Heil*mittel* wie das lateinische Re-*medi*um oder das englische re*medy* deuten noch auf dieses alte, allen Anstrengungen auf dem menschlichen Entwicklungsweg gemeinsame Ziel.

Es ist am schönsten im Mandala, dem Symbol der Welt und ihrer Mitte, ausgedrückt. Diese kreisrunde Struktur taucht in fast allen Kulturen auf, von den Rosenfenstern der Gotik bis zu den Thangkas der Tibeter. Darin bildet sich auch der menschliche Entwicklungsweg ab. *Von hier nach hier* führe der Weg, heißt es im Osten und »hier« bezeichnet die Mitte. Aus der Mitte in die Mitte verläuft die Entwicklung. Wir kommen aus der Einheit und müssen hinaus an den Rand, um uns die Welt Untertan zu machen. In der äußersten Peripherie sollten wir aber umkehren und *wieder werden wie die Kinder,* das heißt, uns zur Mitte zurückbewegen. Das ist der Weg des verlorenen Sohnes, des Buddha Gautama, der Weg Parzivals und Odysseus'.

Der Lebensweg im Mandala ist der (Er-)Lösungsweg aller menschlichen Schwierigkeiten, denn in der Mitte – als Symbol der Einheit – hört die Macht der Polarität, der Welt der Gegensätze, auf. Damit erübrigen sich auch alle Probleme.

So wie Indianer ihre symbolische Medizin noch heute um den Hals tragen, wollte uns früher die Medizin zur Mitte zurückbringen. Krankheit wurde damals noch als Verlust der Mitte erkannt. Meditation hat bis heute das Ziel, diese zurückzugewinnen, sie ist von daher ein wundervoller Weg, Leben zu bewältigen.

 Weitere Anregungen hierzu in *Mandalas der Welt* sowie auf der CD *Mandalas*.

# TRÄUME ALS PSYCHOTHERAPIE

*Schutz vor Verwirrung und
seelischem Chaos*

*If you can dream it, you can do it* – »Wenn du es träumen kannst, kannst du es tun«, sagte Walt Disney und verwandelte seinen Kindertraum in ein Reich traumhafter Seelenbilderwelten. Ebenso gilt auch: Wir können nie etwas tun, was wir nicht träumen können.

Solange ein Patient von sich selbst als einem gesunden Menschen träumen kann, ist noch Hoffnung. Es ist auch das Geheimnis besonderer Menschen, dass sie ihre Träume wahr machen. Ihre inneren Bilder verbinden sich mit dem unerschöpflichen Reservoir der Nacht und fördern die Träume der ganzen Menschheit.

Unsere heutige Welt hat sich ganz dem männlichen Archetyp verschrieben. Sie stützt sich auf Leistung, Effizienz und Geld und vergisst zu oft die Seelenbilderwelt der Träume. Sie bringen nichts, sagt das Vorurteil und: Träume seien Schäume. Aber hinderte man Menschen am Träumen, würden sie spätestens nach sieben Tagen verrückt, sähen Traumbilder mit offenen Augen und hörten Stimmen, die sonst niemand hört. So sind es die Träume der Nacht, die vor Wahnsinn schützen, weil sie uns helfen, den vergangenen Tag und sogar das vergangene Leben zu verarbeiten. Träumend bewältigt die Seele die zurückliegenden Ereignisse des Tages und versöhnt neue Bilder mit den alten der Lebens- und den uralten der Menschheitsgeschichte.

Träume eröffnen den Zugang zu den mythischen Räumen der Vorfahren, zu Seelenbilderwelten frühester Zeiten – sie sind Brücken über die Zeit. Aus diesem allen Menschen gemeinsamen Bilderschatz lebt die Seele – mehr als wir uns träumen lassen. Das ganze Leben könnte Traum sein: »Als er erwachte, wusste Wang nicht, war er Wang, der geträumt hatte, ein Schmetterling zu sein, oder ein Schmetterling, der gerade träumte, Wang zu sein.« Letztlich geht es darum, seine Träume zu leben, nicht sein Leben zu träumen!

Wer sich seiner Träume kaum mehr erinnert, kann den Weg zu ihnen über die nah verwandten Seelenbilderwelten guter Spielfilme wie denen aus *Hollywood-Therapie* wieder anbahnen und eine Brücke schlagen, um den weiblichen Pol der Wirklichkeit ins Leben zurückzuholen.

 Weitere Informationen in *Hollywood-Therapie – was Spielfilme über unsere Seele verraten* und dem E-Book *Reisen nach Innen*.

# RITUALE ALS HILFEN
# AUF DEM WEG

*Schutz vor Gewohnheit und Routine*

Den Alltag zum Ritual zu machen ist eine faszinierende Möglichkeit des bewussten Entwicklungsweges. Gewohnheiten durchziehen jedes Leben in großer Zahl. Wer sie in Rituale wandelt, verwandelt zugleich sein Leben.

Es hat einen Grund, warum Rituale so vielen Traditionen wichtig waren und immer noch sind. Eigentlich sind es nur die Menschen der Moderne, die sie gering schätzen, dabei ist auch unsere heutige Welt noch voll davon, wenn wir an die Abläufe in einer Klinik oder Praxis denken, an Gerichtsrituale und all die Zwangsrituale, die unseren Alltag bestimmen.

Die Wirksamkeit von Ritualen verdeutlicht auch die katholische Beichte. Wohl weil sie diese einfache Form der Entlastung hat, ist die katholische Landbevölkerung – was psychosomatische Krankheitsbilder angeht – die gesündeste Bevölkerungsgruppe in Deutschland. Man bekennt seine Verfehlungen und erlangt Verzeihung.

Das katholische Eheritual zeigt, wie bindend Rituale sind. Was Priester im Namen Gottes zusammenfügten, können weltliche Richter nicht mehr wirklich lösen. Und so bleibt dann nicht selten ein Platz besetzt, *bis dass der Tod* die beiden *scheidet.* Katholische Heiraten halten länger, auch wenn die Eheleute, das schon längst nicht mehr wollen. Krampfhafte Versuche, wie private Scheidungsrituale, zeigen diese starke, über den Willen hinausgehende Bindungsenergie gültiger Rituale.

Mit dem Wissen um die Bedeutung des Rituellen ließen sich vom Duschen am Morgen bis zum Händewaschen vor dem Essen aus Gewohnheiten Rituale machen. Letzteres könnte die Unterbrechung zwischen Arbeit und Mahlzeit betonen und dem Essen wieder jenen Rahmen geben, der früher durch Tischgebete gesichert war. Jedes Essen wird damit aufgewertet, ohne dass äußerlich viel zu ändern wäre. In dieses Verwandlungsspiel ließe sich jeder Händedruck einbeziehen, jedes Überschreiten einer Schwelle und das Zubettgehen, aber auch jeder Toilettenbesuch und jeder Gruß. *Grüß Gott* oder *Guten Tag* sagen wir so dahin, ohne es zu meinen. Aber wir könnten einfach anfangen, es im Wortsinne zu meinen – und ein kleines, aber wirksames Ritual wäre geboren. Dann würde auch klar werden, was für ein himmelweiter Unterschied beispielsweise zwischen der lapidaren in Norddeutschland gebräuchlichen Kurzform »Tach« und der bayrische-österreichischen Aufforderung besteht, sich Gottes Gruß und Führung zu unterstellen.

Im Taschenbuch *Lebenskrisen als Entwicklungschancen* findet sich ein ausführliches Kapitel über die Kraft und Macht von Ritualen.

# HELFEN ALS WEG

*Schutz vor Selbstgerechtigkeit*

Zu helfen ist viel leichter als Hilfe anzunehmen, und es fühlt sich deutlich besser an. Da stellt sich die Frage, warum nicht viel mehr geholfen wird. Wahrscheinlich probieren wir es einfach zu wenig aus. Wenn die Bibel sagt, Geben sei seliger als Nehmen, dürfte etwas Ähnliches gemeint sein. Hilfe geben fühlt sich jedenfalls seliger an als Hilfe annehmen. Wer Hilfe braucht, wird sie meist auch annehmen können, aber manchmal sind Menschen sogar dazu zu stolz und gehen lieber unter, als sich unterstützen zu lassen.

Helfen ist dagegen sehr leicht und wird immer leichter, je mehr Menschen und Tieren es schlechter geht. Allerdings hat dieses Helfen auch eine dunkle Seite in Selbstgerechtigkeit und Stolz und kann darüber zur Falle auf dem Entwicklungsweg werden: Denn wer hilft, ist in einer stärkeren Position als der Schwache, der Hilfe braucht.

Daraus könnte der Stärkere seine grundsätzliche Überlegenheit ableiten und sich über den Schwächeren stellen. Dann landet er mitten in der Selbstgerechtigkeit und benutzt den Hilfsbedürftigen für den eigenen Ego-trip.

Nach dem Gesetz des Lebens, das sich im Tarot als *Rad des Schicksals* zeigt, verläuft alles in wellenförmigen Rhythmen. Wer heute oben ist, kann morgen schon unten sein und umgekehrt. Auch wenn es uns oft am Überblick mangelt, diesen Rhythmus zu erkennen, kann die Erkenntnis dieses Gesetzes vor Selbstgerechtigkeit schützen. Helfen könnte zu einem Weg der Befreiung werden. Eigentlich müssten die Helfer sogar denjenigen dankbar sein, denen sie helfen dürfen, denn es geht ihnen selbst dadurch deutlich besser – und hoffentlich natürlich zusätzlich auch denen, die die Hilfe erhalten. In moderner Sprache ausgedrückt hätten wir damit eine eindeutige Win-win-Situation. Das macht etwa den Arztberuf so wundervoll, weshalb ich auch mit 68 gar nicht daran denke, ihn schon aufzugeben.

 Näheres in *Schicksalsgesetze – die Spielregeln des Lebens.*

# HILFE ANNEHMEN LERNEN

*Schutz vor Hybris*

Als einzige Hybris galt den Griechen in der Antike die Auflehnung gegen die Götter. Doch gerade sie wurde als notwendig erachtet, weil Menschen sich entwickeln und wie Götter werden sollten. Das klassische Beispiel für Hybris bietet Prometheus, der sich gegen die Götter und auf die Seite der Menschen stellt, indem er ihnen das den Göttern zuvor entwendete Feuer schenkt. Er wird schwer dafür bestraft, aber kann schließlich doch Hilfe und Erlösung finden. Zu seinem Glück ist er durch die harte Strafe so demütig geworden, dass er die dargebotene Hand ergreifen und die Hilfe annehmen kann.

Sich helfen zu lassen, ist die einzige Chance des Menschen auf dem Weg zu Gott. Denn obwohl er immer selbst gehen muss, kann er es nie ganz allein schaffen. Was wie ein Paradoxon klingt, ist eine Erfahrung, die sich bis in die Drogentherapie hinein bewahrheitet. »Du kannst es nicht allein schaffen, aber nur du allein kannst es schaffen«, formulierte Walter Lechler, ein guter Freund und großer Nervenarzt.

Der Mensch, der sich selbst ehrlich und offen anschaut, muss erkennen, dass er in Gottes Hand ist und sein Weg auf Ihn beziehungsweise die Einheit zielt. Tröstlich ist, dass wir auch nie tiefer fallen können als in Gottes Hand.

Fast alle Traditionen sind sich einig, dass Hilfe von oben beziehungsweise von innen notwendig ist. Auch die christliche Tradition weiß darum, dass das Himmelreich Gottes in uns liegt. Sie weiß auch, dass es den Menschen so unendlich schwerfällt, den Schlüssel zu ihrer eigenen Seligkeit zu finden. Der antike Mythos behauptet, der (Sonnen-)Gott Apollon habe ihn extra im Herzen der Menschen versteckt, weil sie dort zuletzt suchen würden.

Diese Tatsache, dass Hilfe oder Gnade notwendig ist, entbindet den Menschen jedoch keinesfalls von der Verpflichtung, sich selbst zu bemühen, ja er muss sogar lernen, um Hilfe zu bitten und an sie zu glauben. Christus fragt jeden Kranken vor der Heilung, ob er glaube, dass er ihm helfen könne. *Bittet, so wird euch gegeben*, heißt es im Evangelium. Goethe formuliert gegen Ende seines *Faust II*: *Wer immer strebend sich bemüht, den können wir erlösen.*

# HINDERNISSE ZUM DÜNGER AUF DEM WEG MACHEN

*Schutz vor Opferhaltung und Projektion*

Stellen sich uns Hindernisse in den Weg, können wir verzweifeln und aufgeben – oder wachsen und schließlich darüber hinauswachsen. Wenn das Leben eine Schule ist, wie viele Traditionen annehmen, können wir jahrein, jahraus und an jedem Tag noch viel mehr lernen als all die konkreten Dinge, die uns die Schule unserer Kindheit und Jugend vermittelt hat. Lehrende stellen ihren Schülern absichtlich Hindernisse in Form von Aufgaben, Prüfungen und Herausforderungen in den Weg, nicht um zu strafen, sondern um ihnen Herausforderungen zu geben, an denen sie wachsen können. Sie sollen lernen, Schwierigkeiten aus eigener Kraft und mit ihrer Kreativität zu überwinden.

Andere, vor allem östliche Traditionen, glauben, dass das Leben eher ein Spiel sei. Wenn das so ist, sollten wir wenigstens die Regeln verstehen lernen. Und auch dann stellen wir fest, dass bei diesem wie auch bei jedem anderen Spiel bestimmte Hindernisse zu überwinden sind, bevor man gewinnen kann. Wobei das Siegen nicht einmal der springende Punkt ist, denn manche Spiele sind gar nicht zu gewinnen. »Dieses Spiel kannst du nicht gewinnen, nur spielen«, sagt Bagger Vance und meint bei Gott, nicht nur Golf.

Die Gefahr liegt darin, die Hindernisse für unüberwindlich zu halten und in die Resignation der Opferhaltung zu fliehen. Das arme Opfer hat sich im ungeschicktesten Sinn eben gerade nicht seinem Schicksal ergeben. Es verweigert seine schicksalshaften Aufgaben. Re-signieren heißt wörtlich, die Unterschrift (unter das Leben) zurückziehen. Die nächste Eskalationsstufe wäre die Projektion, die Verschiebung der Schuld am eigenen Aufgeben auf andere – manchmal sogar auf Gott.

Die Lösung liegt darin, sich dem eigenen Schicksal in dem Sinne zu ergeben, dass man in den Hindernissen Prüfungen erkennt, die zum Wachsen gedacht und geeignet sind. So werden Herausforderungen zu Meilensteinen unserer Entwicklung und zum Dünger auf dem Weg der Befreiung.

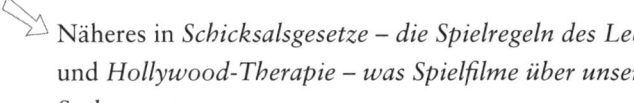 Näheres in *Schicksalsgesetze – die Spielregeln des Lebens* und *Hollywood-Therapie – was Spielfilme über unsere Seele verraten.*

# DANKEN LERNEN

*Dankbarkeit als Schutz
vor Hochmut*

Weniges fühlt sich so erlösend an wie Dankbarkeit. Und »es gibt immer Gründe zu danken«, sagt Bruder David Steindl-Rast, ein Mönch, der sein Leben der Kontemplation gewidmet hat. Dabei meint er vor allem Dankbarkeit für die kleinen Dinge des Lebens wie genügend frische Luft und gutes Wasser. Allein wer genug Lebensmittel hat und ein verlässliches Dach über dem Kopf, hat schon genug Grund, zu danken, gehört er doch bereits zu einer privilegierten Schicht auf diesem Planeten. Aus buddhistischer Sicht hätte sogar jeder, der einen Körper hat, in dem er sich seiner Selbst bewusst werden kann, überreichlich Grund, dankbar für diese Chance zu sein.

Wer dagegen immer mehr will, wird nicht danken, weil er seinen Dank immer auf die Zukunft verschiebt beziehungsweise an weitere Forderungen knüpft, die das Schicksal zu erfüllen hat. Die Einschränkung *Ich werde dankbar sein, wenn …* bezeichnet den falschen Weg; auf diese Weise wird sich Dankbarkeit nie einstellen.

Sie ist aber nicht nur ein gutes, ja wundervolles Gefühl, sondern auch zugleich der beste Schutz vor Hochmut. Um dankbar zu sein, muss ich mich in Gottes Schöpfung einordnen und anerkennen, dass es diese Instanz über mir gibt, an die man seinen Dank richten kann. Allein diese Einordnung ist schon ein wertvoller Schritt, der die Seele entlastet, ohne ihr die Verantwortung für das eigene Leben zu nehmen.

Eigentlich ist es egal, wofür man dankbar ist, Hauptsache man ist es. Und Gründe gibt es, wie angedeutet, in Hülle und Fülle. Ich kann dankbar sein, dass ich lebe, liebe, atme, trinke, esse, fühle, mich geistig und körperlich bewegen kann ... und noch so vieles mehr.

 Näheres über Dankbarkeit in meinem geplanten Buch über *Die Tugenden.*

# HERZKRAFT ENTWICKELN

*Schutz vor Mutlosigkeit*

Das Herz ist nicht nur das Zentrum unseres Energie-kreislaufs, sondern auch eines unserer stärksten Symbole. Das sprichwörtliche Löwenherz steht für außergewöhnlichen Mut. Jenen Mut, der nicht aus einem Mangel an Fantasie resultiert, sondern aus der echten Kraft des Herzens. Als Muskel entwickelt das Herz ein Leben lang Kraft für uns. Aus dieser Herzkraft heraus leben wir, ob wir uns das eingestehen oder nicht. Wer sich der Kraft des Herzens auch in übertragenem Sinne bewusst wird, kann dessen Stärke noch in verblüffendem Maße steigern und Dinge verwirklichen, die sich aus dem rein mechanischen Spiel der Kräfte nicht mehr erklären lassen.

Vieles kann das Herz besser als andere Organe, und wer es häufig im übertragenen Sinn benutzt, wird es immer weiter entwickeln. Saint-Exupéry wusste, *man sieht nur mit dem Herzen gut.*

Wenn ich mein Herz sprechen lasse, werde ich andere Herzen besser erreichen als mit Worten des Mundes, die aus dem Hirn kommen. Wer mit dem Herzen denkt, kann sich selbst und anderen Menschen besser gerecht werden, er wird sich und andere besser und tiefer verstehen. Je mehr wir unser Herz öffnen, desto mehr wird es wachsen – diesbezüglich folgt es dem Gesetz aller Muskeln. *Use it or lose it*, sagen die Angelsachsen, »Nutze es oder verliere es.« Das gilt aber auch für die andere Richtung, denn natürlich wird ein kaum genutztes Herz verkümmern. Ein ständig gefordertes Herz hingegen wird dadurch gefördert, also wachsen seine Kräfte und entfalten sich weiter.

Selbst wer sein Herz verliert, ist längst nicht verloren. Derjenige, an den man es verliert, wird es in der Regel ebenfalls fördern, und so wächst die eigene Herzkraft gleichsam im anderen Herzen, an das man seines verloren hat, weiter. Besser wäre noch, es oft zu verschenken, möglichst vorbehaltlos und immer wieder neu. Das Herz und seine Kraft werden dadurch nicht schwächer, sondern stärker. Und am besten wartet man damit nicht bis zum Ende im Sinne der Transplantation, sondern verschenkt es noch zu Lebzeiten.

 Mehr im Taschenbuch *Herz(ens)probleme*.

# RESPEKT VOR DEM UND LIEBE ZUM LEBEN LERNEN

## *Schutz vor Arroganz*

Franz von Assisi bat Gott: »Oh Herr, mach mich zu einem Werkzeug deines Friedens!« Und diesen Frieden wollte er nicht nur auf alle Menschen, sondern auch auf alle Tiere und überhaupt alle Natur ausgedehnt wissen. Sein Respekt vor allem Leben und der Schöpfung war so groß und jede Form von Arroganz ihm so fern, dass seine entwaffnende Friedensliebe selbst einen seinerzeit reichlich verlotterten, aber unglaublich mächtigen Vatikan sanft, aber bestimmt in die Knie zwang. So wurde ein Orden geboren, der wohl der Wirklichkeit jener katholischen Welt nicht ferner hätte sein können. Hier zeigt sich neben der Macht der Demut ihr bedingungsloser Respekt vor dem Leben.

Christus sagte: »Was du dem Geringsten deiner Brüder tust, hast du mir getan.« Aber seine Anhänger setzten es kaum wirklich um, sondern paktierten erschreckend häufig mit den Starken und Herrschenden gegen die Ärmsten und Schwächsten. Die Tiere als *unsere jüngeren Schwestern und Brüder*, wie Manfred Kyber sie nannte, wurden in den letzten beiden Jahrtausenden meist geflissentlich übersehen, ebenso wie andersfarbige und behinderte Menschen und sogar Frauen.

Eigentlich bräuchte man auch nur einen Menschen in seinem Wesen wirklich kennen, verstehen und schätzen zu lernen, um Respekt vor allem menschlichen Leben zu bekommen. So aber ginge es auch mit Tieren, Bäumen und Blumen und selbst kleinen unscheinbaren Pflanzen. Wir bräuchten das Leben nur in einer seinen unzähligen Formen wirklich kennenzulernen, um tiefsten Respekt vor ihm zu bekommen. Oder anders ausgedrückt: Wenn wir uns dem Leben öffnen, werden wie es lieben und in jeder Form respektieren. Bruder David Steindl weiß: »Nur durch die Liebe finden wir Sinn. Wenn wir in Liebe aufgehen, werden wir Sinn.«

# DAS AUF UND AB DES WEGES (AN-)ERKENNEN

*Niederlagen als Schutz vor Anmaßung*

Dass sogenannte Pyrrhussiege eigentlich Niederlagen sind, ist aus der Geschichte vom gleichnamigen König hinlänglich bekannt. Andererseits lassen sich aber Niederlagen in Siege wandeln, wenn sie verstanden, angenommen und eingeordnet werden.

Sie sind immer verbunden mit Enttäuschungen. Diese können frustrieren oder ihrem Namen alle Ehre machen und Täuschungen beenden. Je mehr Täuschungen man aber beendet und durchschaut, desto besser wird man die Welt durchschauen, die ja – wie der Osten weiß – eine einzige Täuschung oder eben *Maya* ist.

Wer dagegen immer in allen Kämpfen des Lebens siegt, wird sich doch nur zu Tode siegen und zum Schluss gefangen in Täuschungen auf dem Totenbett landen. Niederlagen können dagegen über ihre Enttäuschungen jene Demut vermitteln, die in jedem Fall gelernt werden muss. Außerdem kann man aus Niederlagen mehr lernen und vor allem die Menschen besser kennenlernen. Sie können helfen, die wahren Freunde von den falschen zu unterscheiden, denn die Sieger werden von allen geliebt, die Verlierer aber nur noch von echten Freunden. Verlierer haben noch einen weiteren Vorteil: Sie bekommen das Mitleid umsonst, während sich die Sieger den Neid hart verdienen mussten.

Insofern und mit dem Gesetz vom ewigen Wandel im Hinterkopf ist die Niederlage oft die Vorbereitung auf einen Sieg, so wie der Sieg die Anbahnung einer Niederlage. Während der Verlierer wie Phönix aus der Asche wieder auftauchen kann, können Sieger abstürzen. Besonders natürlich, wenn sie sich zu Hochmut verleiten lassen, der bekanntlich vor dem Fall kommt. Das will wohl auch die Bibel mit ihrer Aussage »Die Letzten werden die Ersten sein« ausdrücken. In alldem schwingt das Gesetz der Polarität mit, das Erste unter den *Schicksalsgesetze*n, und aus ihm folgt das *Schattenprinzip*, dem das Leben auf dieser Welt unterworfen ist.

# VERZEIHEN ZUR ERLEICHTERUNG DES LEBENSWEGES

*Schutz vor Rache*

»Wisse alles, und du wirst alles verzeihen«, sagt Thomas A. Kempis. Das aber heißt nichts anderes, als dass unser Unwille zu verzeihen eine Folge von Unwissenheit ist. Je mehr wir wissen, desto leichter lässt sich verzeihen.

Wer nicht verzeihen kann, ist automatisch nachtragend, was vor allem ihm selbst Nachtteile bringt, denn er muss all das durchs Leben schleppen, was er anderen nachträgt. Wo immer der Beschuldigte hinstrebt, der Nachtragende muss mit seiner ganzen Last hinterher und wird so – oft ohne es zu merken – von seinem »Feind« durchs Leben gelotst. Am härtesten wird die Belastung, wenn das Gefühl der Beleidigung in Rachegelüste umschwingt. Wie viel leichter wäre es und wie viel Erleichterung brächte es, die Last abzustellen und einfach zu verzeihen.

Es lohnt sich, zu untersuchen, was man selbst mit dem Streitpunkt zu tun hat. Dann wird man daraus lernen und leichter die damit verbundenen Themen und Personen loslassen können.

Auch wer beleidigt ist, hat selbst das Leid am Hals.

Insofern ist John Berrys Rat »Vergib deinem Nachbarn, bevor du die Beleidigung vergisst«, ausgesprochen nahe liegend, denn nur so bekommt man die Energie wieder zurück, die man an die Situation gebunden hat. Wenn man es also riskiert, dass es durch das Verzeihen auch demjenigen, dem man etwas nachträgt, besser gehen könnte, wird man das eigene Leben unglaublich erleichtern und viel Beschwerliches hinter sich lassen. Hier liegt überhaupt eine der größten Energiequellen.

Allerdings kann man Verzeihen auch gründlich missverstehen, wenn man es von oben herab oder spekulativ tut. So sagt H. G. Born: »Die edelste Rache ist zu vergeben« und hat natürlich auch damit recht. Das höchste Ideal des Vergebens drückt die jüdische Weisheit aus: *Die höchste und schwierigste aller moralischen Lektionen ist es, denen zu vergeben, die wir verletzt haben.«* *Die Bibel sagt einfach:* »*Verzeih deinem Bruder, bevor es Abend wird.«*

Hilfreich in diesem Zusammenhang ist das Buch *Körper-Geist-Seelen-Detox* und die CD *Die Heilkraft des Verzeihens.*

# DEN ZUFALL ALS SPIELREGEL DES KOSMOS DURCHSCHAUEN LERNEN

......................................................

## *Schutz vor Chaos*

*Zufall ist das Pseudonym, das Gott sich gibt, wenn er nicht erkannt werden will*, besagt eine alte Weisheit und drückt damit aus, dass nichts in dieser Schöpfung außerhalb der großen Ordnung steht. Die Entscheidung, ob man sich geistig in einem Kosmos oder einem Chaos ansiedelt, ist eine der grundsätzlichsten überhaupt im Leben. Erstere führt zur Religion, Letztere kurzfristig zur Wissenschaft und langfristig ebenfalls zur Religion, vor allem wenn man konsequent und lange genug nachdenkt, wie es Physiker wie Werner Heisenberg getan haben, der bekannte: »Der erste Schluck aus dem Becher der Naturwissenschaft macht atheistisch, auf dem Boden des Bechers aber wartet Gott.«

Max Frisch erkannte: »Zufälle sind das Fällige, das uns zufällt.« Interessanterweise haben im Hebräischen die Worte für Schicksal und Zufall dieselbe Wurzel. Schicksal ist das geschickte Heil (lat. *salus* = Heil), das uns gesetzmäßig zufällt und zum Wachsen anregt. Oft erkennen wir das Schicksal nur nicht als Heil, weil unsere Lernbereitschaft geringer ist als die Notwendigkeit, zu wachsen. Wie weise die Griechen – sie wünschen sich gegenseitig »Kalo risiko«, zu Deutsch: »Gutes Glück.«

Der übliche Zufallsbegriff will suggerieren, dass uns etwas ohne irgendeinen Sinn zufällt. In der Konsequenz führt das zur Vorstellung der Schöpfung als eines beliebigen Chaos. Im persönlichen Bereich ergibt sich bei negativ bewerteten Zufällen die Vorstellung eines ungerechten Schicksals, gegen das man sich mit allen Mitteln stemmen müsse. Bei glücklichen (Zu-)Fällen spricht man manchmal von unverdientem Glück. Aus der Sicht des spirituellen Weltbildes kann es beides nicht geben. Glück wie Unglück werden gleichermaßen als verdient angesehen, auch wenn man die Aktionen, mit denen man das jeweilige Schicksal heraufbeschworen hat, nicht immer überblickt.

Oft verstehen wir erst rückwirkend, wie gut das Schicksal es insgesamt doch mit uns gemeint hat. Das entspricht der Erfahrung, dass entweder geschieht, was wir uns wünschen, oder etwas Besseres. Würden wir uns auf den Grundsatz aus dem Vaterunser *Dein Wille geschehe!* einstimmen, so könnte allerdings von vornherein immer geschehen, was wir uns wünschen. Anderenfalls bleiben wir in dem Dilemma, dass wir das Leben meist erst rückwärts verstehen, es aber vorwärts leben müssen.

Näheres in *Schicksalsgesetze*.

# UNTERSCHEIDUNG ZWISCHEN VERANTWORTUNG UND SCHULD

*Schutz vor Projektion*

Die Tatsache, dass wir für alles in unserem Leben verant-wortlich sind, bedeutet nicht, dass wir an allem Schuld tragen. Dieser Satz ist geeignet, viele Missverständnisse aufzuklären. Wenn wir unsere persönlichen und kollek-tiven Probleme lösen wollen, müssen wir wieder zwi-schen Verantwortung und Schuld unterscheiden lernen, was nicht so schwer ist, wenn man nur die Worte genau-er betrachtet. In »Ver*antwort*ung« steckt bereits der Schlüssel: Geht es doch darum, Antworten zu finden auf die Herausforderungen des Lebens. In anderen Sprachen wird das noch deutlicher. Das englische *responsibility* bedeutet »Fähigkeit zu antworten« (*ability to respond*), ganz ähnlich bezeichnen es das französische *responsabi-lité* und das italienische *responsabilità*.

»Schuld« ist dagegen ein religiöser Begriff, eng ver-wandt mit dem der Sünde. Sündigen heißt im biblischen Urtext *hamartanein*, was so viel wie »sich absondern« und »den Punkt verfehlen« bedeutet. Ein sündiger Mensch ist damit jemand, der sich von Gott beziehungs-weise der Einheit abgesondert hat, der den (Mittel-)Punkt im (Lebens-)Mandala verfehlt und in der Peripherie, in der Welt der Gegensätze, unterwegs ist. Da das aber für uns alle gilt, ist Sündigen demnach etwas sehr Allgemeinverbindliches. Von daher besteht kein Anlass zur andauernden Sündenkrämerei, wie sie sich in vielen Religionen ausgebreitet hat. Wenn Schuld etwas so Grundsätzliches ist, macht es gar keinen Sinn, sie ständig neu zu verteilen und sich von ihrer Last niederdrücken zu lassen.

Die Projektion von Schuld ist aber bis heute eine der gesellschaftlichen Hauptbeschäftigungen. Sie ist überall, von der Medizin bis zur Politik, zu Hause. Schuld sind aus Prinzip immer die anderen, die Bakterien oder der politische Gegner, der Arbeitgeber oder ganz besonders häufig auch der Partner. Da Schuld und Verantwortung gar nicht mehr unterschieden werden, will auch niemand mehr wirklich Verantwortung übernehmen. Das Ergebnis sehen wir überall, von der Medizin bis zur Politik.

Die Lösung läge darin, viel vorsichtiger und vor allem sauberer mit dem Begriff der Schuld umzugehen und wieder Ja zur Verantwortung zu sagen. Eigenverantwortung wird so zum Schlüssel zur Lösung aller möglichen alten und neuen Probleme. Wer in die Verantwortung für sein Leben einsteigt, wird es im sprichwörtlichen Sinn in die eigene Hand nehmen und es auch auf die Reihe bekommen.

 Mehr dazu in meinen Grundlagenwerken *Schicksalsgesetze* und *Schattenprinzip*.

# LIEBE ALS CHANCE ERKENNEN

*Schutz vor Missverständnissen*

*Der Krieg ist der Vater aller Dinge*, behauptete Heraklit und meinte damit wohl Mars, den Ahnvater der Aggression. Alle Dinge, die einen Vater haben, brauchen aber auch eine Mutter. Aus mythologischer Sicht kommt Venus, die Liebesgöttin, infrage, die ja auch die natürliche, wenn auch illegitime Partnerin von Mars war. So wird die Liebe zur zweiten Hälfte unserer Wirklichkeit. Allerdings ist sie uns so wenig wichtig geworden, dass wir nur noch ein Wort für all ihre Spielarten haben, während die Griechen noch wenigstens drei hatten: die freundschaftliche Liebe Philia, die sinnliche Liebe Erotik und die göttliche oder himmlische Liebe Agape.

Die Einschränkung auf ein Wort führt zu vielen Missverständnissen. Besonders die Verwechslung von göttlicher und menschlicher Liebe beschert uns eine Fülle von Problemen wie etwa die Eifersucht. Ganz offensichtlich haben wir nichts dagegen, wenn Christus auch unseren Nachbarn liebt, während wir das der Ehefrau nicht zugestehen. Es muss sich hier also um zwei Arten von Liebe handeln.

Die eigentliche Liebe, die im Gegensatz zur besitzorientierten menschlichen in göttliche Richtung geht, meint Offenheit, Mitschwingen, in Resonanz mit dem anderen, noch Fremden gehen. Sie will ein- und niemals ausschließen und mit irdischen Beschränkungen und Vorschriften nichts zu tun haben – sie fühlt sich himmlisch an und möchte auch so gesehen und behandelt werden.

Folglich ist die Ehe, die ja auch ganz offen als Institution bezeichnet wird, unter völlig anderen Kriterien zu sehen. Mit Liebe hat sie erst einmal wenig zu tun, auch wenn diese oft in eine Ehe mündet, was nicht selten schon den Anfang vom Ende der Liebe markiert.

Nicht umsonst ist die Göttin der Liebe, Venus-Aphrodite, ein Kind des Himmelsgottes Uranos und des Meeres. Der männliche Himmel verbindet sich in Gestalt von Uranos' abgeschlagenem Glied mit dem aufschäumenden weiblichen Meer – und heraus kommt Aphrodite, die Schaumgeborene. Schöner als im Schaum und in ihrer zarten Gestalt lässt sich die Verbindung von Luft- und Wasserelement gar nicht darstellen.

Wer den feinen Schaum einzufangen versucht oder nur nach ihm greift, wird ihn dabei schon zerstören. Die schaumgeborene Liebe lässt sich nicht festhalten und entzieht sich allen Versuchen der Manipulation schlicht durch ihr Verschwinden. Liebe lässt sich nur leben und lieben, sie kann schwerlich verlängert, gelenkt oder willentlich beeinflusst werden. Wer versucht, sie zu besitzen, wird Eifersucht ernten, die mit Liebe schon nichts mehr zu tun hat, auch wenn das moderne Zeiten manchmal anderes sehen. Der Ausspruch: »Du liebst mich nicht, du bist gar nicht eifersüchtig«, zeigt, wie tief wir uns in Missverständnissen verfangen haben und wie notwendig es wäre, sich wieder mit der wahren Herkunft der Liebe zu verbinden.

Siehe dazu das Taschenbuch *Wenn Sex und Liebe sich wieder finden* und die Filme der 7. Lebensbühne aus *Hollywood-Therapie.*

# EIFERSUCHT DURCHSCHAUEN

*Schutz vor missverstandenem*
*Besitzdenken*

Eifersucht ist ein Krieg mit Gott im Herzen, der zum Krieg zwischen Menschen führt. Sie ist eine der am weitesten verbreiteten Geisteskrankheiten, auch wenn sie nur selten so benannt wird. Ihre Wurzel ist der Wunsch, eine oder mehrere andere Seelen zu besitzen. Etwas derart Absurdes ist sonst nur vom Teufel bekannt, der, von Christus als Herr dieser Welt betitelt, auch in diesem Fall seine Hände im Spiel haben dürfte. Er steht für die Welt, deren Herr er ist, und für deren Tendenz, alles in Gegensätze und Zweiheit aufzuspalten. So ist er auch für die *Zwie*tracht und die Ver*zwei*flung zuständig. Und nur wenig ist so gut geeignet, Menschen zu entzweien und in die Verzweiflung zu treiben wie Eifersucht.

Dabei beginnt alles in der Regel mit der Liebe – jenem himmlischen Gefühl, das alles eins machen will. Liebend können wir Gott und die Welt umarmen, von Luft und Liebe leben – fühlen uns Wunder-voll und eins mit allem. Wer aber die ganze Welt umarmen will, reagiert in der Regel erstaunt, wenn er bezüglich dieses einzigartigen Empfindens eingeschränkt wird.

Der sicherste Weg zur Eifersucht führt über das Besitz- und Ausschließlichkeitsdenken: »Wenn du mich liebst, gehörst du mir und darfst niemand anderen mehr lieben.« Schnell entwickelt sich aus diesem Ansatz die Tendenz zum genauen Gegenpol der Liebe, und die Zwietracht beginnt. Mythologisch gesprochen ist es schon das Ende des Himmels und der Anfang der Hölle.

Die Frage »Liebst du mich noch?« mag zu Anfang noch ehrlich und selbstverständlich mit Ja beantwortet werden. Wird sie aber oft genug gestellt, kommt die Antwort unsicherer, und schließlich spürt der Befragte, dass er eigentlich verhört wird, und er weiß bald nicht mehr, ob er den verhörenden Partner noch liebt. Wer den anderen nicht so offensiv und fordernd bedrängt, wird ganz automatisch mit der Zeit immer attraktiver. Sonst nimmt das Elend seinen Lauf, das schlussendlich den Verdacht des zweifelnd Fragenden bestätigen wird. So kommt es zu jenem treffenden Satz des Volksmundes: *Eifersucht ist eine Leidenschaft, die mit Eifer sucht, was Leiden schafft.* Eifersucht macht eng, Liebe macht weit.

# LEBENSPLANUNG

*Schutz vor dem Verlust des Weges*

Es gibt zwei Arten von Weisheit: die Weisheit vorauszuplanen und die Weisheit nicht vorauszuplanen. Dieser Widerspruch löst sich bei näherer Betrachtung in Wohlgefallen auf: Wer in den Tag hinein lebt ohne Plan, Sinn und Ziel, der wird sein Leben verspielen. Wer aber das Leben als Spiel erkennt und jeden Moment bewusst lebt, erreicht das Ziel am besten ohne Plan. Allerdings setzt diese zweite Haltung in der Regel Erfahrungen mit der ersten voraus.

Der biblische Hinweis aus Matthäus 6,26 »Sehet die Vögel des Himmels, sie säen nicht und ernten nicht, und euer himmlischer Vater ernährt sie doch« kann für Menschen, die ihr Leben lange genug auf Gott und die Einheit ausgerichtet haben, die Rettung sein. Denn jedes irdische System muss irgendwann auf der Strecke bleiben und der letzten Wirklichkeit weichen.

Wer aber einfach unbewusst und ungeplant in den Tag hinein lebt, ist in Gefahr, sein Leben zu vergeuden, selbst wenn er für Momente im Hier und Jetzt ankommt. Die auf der sonnigen Almwiese wiederkäuende Kuh lebt auch im Augenblick und ist doch nicht erleuchtet oder befreit. Zu Beginn seines Weges kann ein Mensch viel dadurch gewinnen, dass er die Einheit (und damit Gott) einplant, sodass sein Leben Richtung und Ziel bekommt. Nur so kann er bei seinen Unternehmungen unterscheiden lernen zwischen denen, die nur Verwicklung mit sich bringen, und jenen, die Entwicklung fördern.

Wer seine Zeit in der Welt der Gegensätze mit den dort anfallenden Auseinandersetzungen verbracht hat und die Sehnsucht nach Befreiung und Entwicklung aus allen Fesseln und Bindungen in sich verspürt, mag sich der Suche nach Gott widmen. Auf diesem Weg kann ihm ein Plan die ersten Schritte erleichtern. Irgendwann auf dem Weg wird er aber bemerken, wie der lange hilfreiche und nützliche Plan ihn zu behindern beginnt. Dann ist es Zeit, sich davon zu lösen. Gott beziehungsweise die Einheit ist grundsätzlich ins Leben »einzuplanen«, aber das Verschmelzen mit der Einheit lässt sich schlussendlich nicht planen.

Siehe auch das Taschenbuch *Lebenskrisen als Entwicklungschancen.*

# LANGSAMKEIT ÜBEN

. . . . . . . . . . . . . . . . . . . . . . . . . . . . . . . . . . . . . . . . . . . . . . . . . . . . . . . . . . . .

## *Schutz vor Hektik*

*Je langsamer du gehst, desto schneller wächst du*, besagt eine alte Weisheit. In einer Zeit der Hektik könnte das ein rettender Gedanke sein. Immer mehr Menschen werden zu Opfern des wachsenden Lebenstempos und geraten in einen Strudel aus Symptomen der Überdrehung. Das hochtourige Leben fordert seinen Tribut. Millionen haben zu viel um die Ohren, die es ihnen mit den warnenden Geräuschen des Tinnitus danken. Millionen brennen im Burn-out aus, wenn ihnen der Sinn in der Arbeit fehlt. *Wenn du es eilig hast, mach einen Umweg*, lautet ein östlicher Weisheitsspruch.

Langsamkeit als Ritual wird da zum rettenden Anker für ein Leben, das aus den Fugen zu geraten droht. Sämtliche Übungen der Achtsamkeit und Meditation setzen auf einfache Dinge, die sich in ihrer eigenen Zeit ruhig entfalten und sich leicht beobachten lassen. Das ungestörte Fließen des Atems wird beim Zen wahrgenommen, das bewusste Setzen der Füße beim Kin-Hin, das Verklingen eines Mantrams im eigenen Innern bei den entsprechenden Meditationen – und natürlich

. . . . . . . . . .

lebt generell jedes Ritual von der dabei aufgewendeten Bewusstheit.

Der schnellste Weg, den spirituellen Fortschritt voranzubringen, besteht darin, langsamer zu werden und das Machen immer mehr zurücktreten zu lassen zugunsten des Geschehenlassens. Je weniger wir eingreifen, desto besser kann sich alles entwickeln und geistiger Fortschritt seinen Lauf nehmen. Zeit und Raum werden immer unwichtiger, wenn wir uns dem zeitlosen Augenblick des Hier und Jetzt nähern und die Freiheit der Gegenwart zu spüren bekommen.

 Erfahrungen in diesem Sinne bietet unser an die Zen-Tradition angelehntes Seminar *Fasten – Schweigen – Meditieren*, bei dem wir mit Achtsamkeit Za-Zen, Kin-Hin und Tai-Chi üben.

# WIRKLICHKEIT UND WAHRHEIT ANERKENNEN

*Schutz vor Illusionen*

*Wirklichkeit ist das, was wirkt.* Sie kümmert sich nicht darum, was wir über sie denken. Ob die Menschen die Sonne in ihren Gedankenspielen um die Erde kreisen lassen oder diese für eine Scheibe halten, stört die Wirklichkeit nicht. Sie nimmt ihren Lauf und lässt uns spielen.

Wir sind späte Gäste auf dieser Erde und in der Situation, ein Spiel spielen zu müssen, dessen Regeln wir in der Regel weder kennen noch verstehen. Versuch und Irrtum bestimmen unsere Tage, bis wir die Wahrheit erleben. Nach Ansicht aller Religionen und Traditionen ist die letzte Wahrheit nur im Zustand der Befreiung oder Erleuchtung zu schauen, wenn wir das Himmelreich Gottes in uns gefunden haben, in die Erfahrung von Einheit eingetaucht oder im Nirvana angekommen sind. Viele verschiedene Worte beschreiben immer wieder nur das unnennbare Eine.

Gemeinsam ist all diesen unterschiedlich beschriebenen Einheitszuständen die vollkommene Abwesenheit von Widerstand. Wer in die Erfahrung der Einheit eingeht, erlebt alles, wie es ist, er ist im Augenblick, in der Gegenwart und ohne jeden Widerstand. Die Umkehrung gilt gleichermaßen: Wenn wir gerade keine Einheitserfahrung machen, leben wir im Widerstand – gefangen in der Welt der Maya und ihrer beiden großen Täuscher Raum und Zeit.

0Der Osten nennt diesen Zustand folgerichtig Welt der Täuschung. Wer es sich darin gemütlich gemacht hat, den erschreckt nichts so sehr wie die Wahrheit. Wer andere verblüffen will, braucht also einfach nur die Wahrheit zu sagen. Diese muss nicht erkämpft oder verteidigt zu werden, sie ist einfach, war immer und wird bleiben. Unsere Spiele mögen vor diesem Hintergrund so lächerlich wirken wie ein Blick auf die menschliche Geschichte mit ihren Versuchen sogenannter Autoritäten, die Wirklichkeit in ihr jeweiliges Glaubensschema zu pressen. Die Wahrheit bleibt davon unberührt.

Unsere persönliche Wahrheit, die unsere kleine Wirklichkeit bestimmt, ist dagegen immer relativ, so wie drei Haare in der Suppe relativ viel, auf dem Kopf aber relativ wenig sind. Vor diesem Hintergrund erübrigen sich doch wohl erst recht alle Kämpfe um die Wahrheit. Denn auf dieser Ebene hat niemand immer unrecht. Selbst eine stehengebliebene Uhr hat bekanntlich einmal am Tag recht.

Bevor wir in die Erfahrung der Einheit eintauchen, täten wir gut daran, die in dieser Welt wirkenden Gesetze zu begreifen, wie das Gesetz der Polarität und das der Resonanz.

Näheres dazu in *Schicksalsgesetze* und *Schattenprinzip*, die Grundlagen für ein Leben liefern, das hin zu Wirkung und Wahrheit tendiert.

# ZEIT UND IHRE QUALITÄT

*Schutz vor Desorientierung*

»Nichts auf der Welt ist so mächtig wie eine Idee, deren Zeit gekommen ist«, formulierte Victor Hugo. Nichts auf der Welt kann aber auch den Untergang einer Idee verhindern, deren Zeit abgelaufen ist. Der Zusammenbruch des Ostblocks – fast wie in einem Dominospiel – hat es vorgeführt. Zeit hat wie alles andere neben ihrem Quantitäts- auch einen Qualitätsaspekt. In der Antike wurde Ersterer von Chronos dargestellt, Letzterer von Kairos. Heute ist uns nur noch Chronos vertraut, der mit seinem Stundenglas die Quantität misst.

Dabei weiß eigentlich jeder, dass Feiertage eine andere Qualität als Werktage haben, dass die Zeit im Urlaub schneller vergeht als während der Arbeit, dass runde Geburtstage, Neujahr oder Weihnachten Zeiten besonderer Qualität darstellen. Wir sprechen von Hochzeiten und höchsten Zeiten, von schweren und schönen Zeiten.

Sobald wir aber die Qualität der Zeit entdeckt und mit ihr – etwa im Rahmen der Astrologie – zu arbeiten begonnen haben, müssen wir sie auch schon wieder als

Illusion entlarven. Letztlich gibt es sie in der Form, wie wir sie täglich in ihrer alten Quantität und neuen Qualität erleben, gar nicht.

Weder können wir in der Vergangenheit noch in der Zukunft leben, alles Leben kann nur im Augenblick des Hier und Jetzt geschehen. Wir können zwar in der Vergangenheit herumhängen und uns mit unseren unerledigten Geschäften beschäftigen oder von der Zukunft träumen beziehungsweise uns vor ihr ängstigen, aber leben lässt sich dort nicht. Wenn wir psychotherapeutisch – etwa im Rahmen der Reinkarnationstherapie – in die Vergangenheit zurückgehen, dann nur, um frei von ihr zu werden für die Gegenwart. Leben ist nur jetzt möglich und alles sollte auf diesen Augenblick zielen. Das rechtzeitig zu erkennen, kann verschiedene Krankheitsbilder ersparen, die uns wie wenig anderes in den Augenblick zwingen. Schmerz ist zum Beispiel immer jetzt, aber auch ein Depressiver ist – wenn auch auf schreckliche Art – in den Augenblick eingetaucht. Eine noch so schöne Vergangenheit interessiert ihn genauso wenig wie eine in leuchtenden Farben dargestellte Zukunft. Er ist *jetzt* depressiv. Wie viel leichter und angenehmer wäre es, den Augenblick als Übungsangebot zu erkennen und etwa in der Meditation zum Ziel des Lebens zu machen.

Hinter das Geheimnis der Zeit führt die Filmserie über die Zeit in *Hollywood-Therapie – was Spielfilme über unsere Seele verraten.*

# ABLENKUNG, ZERSTREUUNG UND UNTERHALTUNG DURCHSCHAUEN

*Schutz vor Belanglosigkeit*

»Das Leben ist eine fortwährende Ablenkung, die nicht einmal zur Besinnung darüber kommen kann, wovon sie ablenkt«, beschrieb Franz Kafka ein Dilemma, das seit seiner Zeit sicherlich noch erheblich zugenommen hat. Stefan Zweig sieht folgende Möglichkeit der Gegenwehr: »Das Geheimnis aller großen Kunst, ja eigentlich jeder irdischen Leistung ist Konzentration, die Zusammenfassung aller Kräfte, aller Sinne. Wenn eine Aufgabe, sei sie groß oder klein, erfüllt sein will, muss man seinen ganzen Willen einer einzigen Sache widmen und Herr werden über jede Ablenkung und Zerstreuung.« Der Autor der *Sternstunden der Menschheit* dürfte es wissen, ist er doch Menschen in diesen besonderen Momenten der Menschheitsgeschichte literarisch nahe gekommen und hat die Qualität dieser Augenblicke und der Leistungen, die sie hervorgebracht haben, mit unsterblich gemacht.

*Unter*haltung hält uns unten, wie das Wort schon so schön ehrlich enthüllt. Sie füllt heute die Feierabende, die immer mehr zu Fernsehabenden verkommen. Wovon will sich die Spaßgesellschaft mit ihrem Nonstop-Fun-

Programm ablenken? wäre zu fragen. Im Wesentlichen dient diese Art von Unterhaltung wohl der Zerstreuung und Ablenkung von Problemen und Herausforderungen des eigenen Lebens. Zerstreuung ist aber das genaue Gegenteil jener Konzentration auf Wesentliches, die Stefan Zweig empfahl.

Dem gegenüber stehen erhebende Erfahrungen im Sinne von Meditation und Kontemplation, geistiger Vertiefung und der Anregung der Auseinandersetzung mit den eigenen Lebenszielen und -visionen. Henry David Thoreau sagte: »Auf die Beschaffenheit des Tages selbst zu wirken, das ist die größte Kunst!«

 Siehe dazu das Buch *Das Alter als Geschenk*.

# BESITZ UND BESESSENHEIT

*Schutz vor Gier*

»Wir sind Reisende auf Erden, und Reisende müssen nicht viel Gepäck mittragen, weil es ihnen hinderlich ist.« Dieser Satz von Sokrates könnte uns im wahrsten Sinne des Wortes einiges erleichtern. Wer sich in jedem Moment seiner *Tragweite* bewusst ist, wird nicht so viel über so lange Strecken tragen und ertragen müssen. Die Leichtigkeit des Seins könnte stattdessen ins Spiel des Lebens treten und das Dasein als Spiel erkennen lassen. Spielerisch und leicht lässt sich erst leben, wenn man den größten Ballast loslässt.

*Geld muss Geld verdienen* ist eine maßlos spaßlose, aber völlig unumstrittene Maxime der heute herrschenden Geld-Welt-Religion. Dabei könnte Geld auch Freude machen und Leben unterstützen. Es hat neben seiner Quantität auch Qualität, genau wie die Zeit. Heute achtet kaum noch jemand auf diesen zweiten Aspekt, dabei wäre so leicht zu durchschauen, wie wenig etwa Spekulationsgewinne an der Börse bringen. Geld, das man dienend mit einem Beruf verdient, der Berufung ist, hat eine ganz andere Qualität als jenes von einem Job.

Wer die Qualität des Besitzes entgeht der Gefahr, von Geld und Besitz besessen zu sein. Dieser Besessenheit, die früher ganz zu recht als schwere Geisteskrankheit eingestuft wurde, können nur diejenigen erliegen, denen es ausschließlich um die Quantität des Geldes geht.

Wer auf seinem Besitz lebt und wirtschaftet, ist von dessen (Geld-)Wert gänzlich unabhängig, er will ihn sowieso nicht verkaufen, denn er lebt darauf und davon.

Der (Geld-)Wert interessiert nur Spekulanten. Dass wir immer mehr zu Völkern von Spekulanten verkommen, die sogar ihre Altersversorgung an den modernen Spielbanken der Börsen riskieren, ist bedenkenswert. Warum ein Spiel spielen, bei dem man nur verlieren kann? Denn auch wer an der Börse spekulierend gewinnt, wird nur Spekulationsgeld von zweifelhafter Qualität erlösen, das sicher nicht erlösen kann. Wer aber seine Altersversorgung dort verliert, ist arm dran, und seinem Ruhestand wird die Ruhe fehlen.

Gier wird immer bestraft – Börse und Spielbanken sind die einfachsten Werkzeuge dazu. Was wäre (er-)leichter(nder), als sich zu lösen, und Geld, das man sich ehrlich verdient hat, zu besitzen, ohne ihm zu erlauben, einen zu besitzen und besessen zu machen. Im Gegenteil ließe es sich auch genießen und für Dinge und Projekte einsetzen, die Freude machen und Entwicklung fördern.

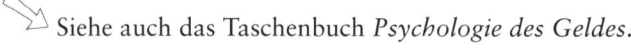 Siehe auch das Taschenbuch *Psychologie des Geldes*.

# SICH DAS EIGENE GLÜCK GÖNNEN

*Schutz vor Missmut*

Glück ist, alles zu wollen, was man bekommt. Aufgeben muss man dafür lediglich die Hoffnung, alles zu bekommen, was man will. Oder wie George Bernhard Shaw es sagte: »Ein vernünftiger Mensch passt sich der Welt an; der Unvernünftige versucht, die Welt seinen Wünschen anzupassen. Deshalb hängt der Fortschritt von Unvernünftigen ab.« Nach dieser Definition gehörten alle Politiker zu den Unvernünftigen, weshalb die Vernünftigen auch oft nur wenig von ihnen erwarten. Zu den Vernünftigen zu wechseln, könnte das Leben enorm erleichtern und den Druck nehmen, nicht aber die Verantwortung in dem Sinne, dass es natürlich weiterhin gilt, Antworten zu finden auf die großen Fragen des Lebens.

»Dein Wille geschehe«, beten Christen. Wirklich frei ist, wer will, was er muss, weiß der Volksmund und meint damit das Gleiche wie Krishnamurti, der sagte, Freiheit sei der Mangel an Wahlmöglichkeiten. All diese Hinweise laufen darauf hinaus, den Widerstand gegen das Schicksal auf- und sich den Umständen des Lebens hinzugeben. Das ist eher eine Frage der Intelligenz als des Glaubens, denn Sein Wille geschieht unbestreitbar, ob wir es anerkennen oder nicht.

Glück ist schon erreicht, sobald wir Seinen Willen als den höheren anerkennen. Zum einen ist unser eigener Wille dadurch ein- und eigentlich untergeordnet und entlastet, zum anderen leben wir auf diese Weise in einer akzeptablen Welt – weil wir sie akzeptieren. Das Akzeptieren des Gegebenen ist bereits Glück, Unglück ist das Hadern damit.

Glück ist auch, wenn die gestellten Anforderungen mit den eigenen Fähigkeiten in Harmonie sind und wir uns im Fluss oder Flow fühlen. Sind sie zu hoch, führt das Nachwachsen eigener Fähigkeiten dann zu neuerlichem Glück. Sind sie zu niedrig, macht das Suchen neuer höherer Herausforderungen glücklich. Generell gilt: Versuche weniger, die Welt zu ändern als dich selbst.

Wer die Bereitschaft, zu nehmen, was kommt, mit der richtigen Resonanz kombiniert, hat alle Chancen, zum Glückspilz zu werden, und braucht nur noch sein Herz und die Arme zu öffnen und das Glück willkommen zu heißen.

Siehe das Buch *Omega – im inneren Reichtum ankommen*. Und bevor es zu spät ist, sich Sehnsuchtswünsche zu erfüllen, zu denen uns unsere Seele ruft: *Die Liste vor der Kiste*.

# WEISHEIT ERWERBEN

*Schutz vor Hochmut*

»Ich weiß, dass ich nichts weiß«, sagte Sokrates, der das Wissen seiner Zeit beherrschte, aber weit darüber hinaus zielte. Der Dumme sagt, was er weiß, der Weise weiß, was er sagt, weiß der Volksmund. Was aber ist Weisheit? Dazu Lao Tse: »Wer die anderen kennt, ist klug. Wer sich selbst kennt, ist weise.«

Weisheit steht weit über Wissen. Sie kann sich aus Wissen ergeben, muss es aber durchaus nicht. Erst wenn Wissen Tiefe gewinnt und mit den eigenen Gedanken und Seelenbilderwelten in Beziehung tritt, kann es jene tiefe Dimension gewinnen, die wir Weisheit nennen. Der Geisteswissenschaftler sammelt Wissen des Geistes, aber erst dessen Verarbeitung macht ihn zum Philosophen, der die Weisheit liebt.

Wer die Welt kennt, kennt sich im Außen aus. Heute aber hat der Mensch GPS und verblödet geografisch. Wer sich früher im Leben auskannte, googelt heute – mit ähnlichem Effekt, nur leider noch umfassender, wenn er nicht sehr aufpasst.

Andererseits können Menschen, die viel wissen, sich

darauf leicht etwas einbilden und hochmütig werden. Weise wissen mit Sokrates, dass sie wenig bis nichts wissen angesichts der großen Ordnung der Schöpfung. Die Erkenntnis ihrer Kleinheit angesichts des Alls lässt sie bescheiden bleiben und auf niemanden hinabblicken. Sie wissen oder spüren, ob alles und jeder an seinem Platz ist. So bleiben sie auf dem Teppich.

Die Hochmütigen stoßen erst später wieder zu ihnen, denn Hochmut kommt vor dem Fall, und dieser ist in diesem Fall lediglich eine Frage der Zeit. Wer sich solch einen Absturz ersparen will, vermeidet anmaßende Aufstiege und bleibt realistisch mit seinen Fortschritten. Er lenkt sein Augenmerk darauf, sich selbst zu erkennen, und wendet das erworbene Wissen auch auf sich an. Sein Leben zielt auf Erfahrungen im Außen *und* im Innen. Er bleibt immer ein Suchender – so lange, bis er sich gefunden hat und eins mit sich und allem geworden ist.

# KRANKHEITSBILDER ALS HILFEN AUF DEM ENTWICKLUNGSWEG

*Schutz vor Stillstand*

»Ich danke Gott für meine Behinderungen, denn durch sie habe ich mich gefunden, meine Arbeit und meinen Gott«, bekannte Helen Keller, die blind und taub geborene Amerikanerin, die so vielen Behinderten zur Hoffnungsträgerin wurde.

Alle Probleme einschließlich der Krankheitsbilder werden mit solcher Einsicht zu Wegweisern zur Vollkommenheit. Denn jeder Fehler und jedes Symptom bietet die Chance, etwas zu lernen, was einem bis dahin fehlte. Wird Fehlendes integriert, wachsen wir Stück für Stück, bis wir schließlich ganz und heil sind. In diesem Sinne ist nichts stärker als eine Schwäche.

Richard Bach erkannte: »Leid hilft, etwas zu korrigieren. Es lenkt den Blick auf die Lektion, die wir sonst nicht verstanden hätten, und man kann sich niemals davon befreien, bevor diese Lektion nicht verstanden wurde.«

Deshalb ist Leid und in diesem Sinn auch Krankheit für unsere Entwicklung wichtiger als Gesundheit, wobei diese sowieso nur theoretischen Charakter hat. Novalis sagte: »Das Ideal der vollkommenen Gesundheit ist nur wissenschaftlich interessant, was wirklich interessiert, ist die Krankheit, die zur Individualisierung gehört.«

Thomas Mann hebt Krankheit sogar noch höher, wenn er einer seiner Figuren im *Zauberberg* die Worte in den Mund legt: »Das Krankheitssymptom ist verkappte Liebesbetätigung, und alle Krankheit verwandelte Liebe.« Susan Sontag schrieb weniger euphorisch, aber immer noch deutlich in *Krankheit als Metapher*: »Depression ist Melancholie abzüglich deren Reize, der Lebhaftigkeit, der Stimmungsausbrüche.« Franz Kafka schrieb 1920 in den Briefen an Milena über seine eigene Tuberkulose: »Ich bin geistig krank, die Lungenkrankheit ist nur ein Aus-den-Ufern-Treten der geistigen Krankheit.«

Folglich muss das geistige Symptom zuerst gelöst werden, erst dann kann die körperliche Erscheinungsform des Problems wieder in Ordnung kommen. Wir müssen also den Geist in Ordnung halten, um den Körper zu schützen. Andererseits sollten wir aber – nach Theresa von Avila – auch zum Körper gut sein, damit die Seele gern in ihm wohnt.

 Viele weitere Hinweise hierzu finden sich in *Krankheit als Symbol* und *Krankheit als Sprache der Seele*.

# SELBSTERKENNTNIS

*Schutz vor Eigenblindheit*

*Fehler sind wie Autoscheinwerfer. Die der anderen sind immer heller*, heißt es. Dabei sind es aber gerade die eigenen Fehler, die es zu erkennen gilt, denn nur das macht heiler und bringt auf dem Entwicklungsweg voran. Das Erkennen fremder Fehler macht hingegen eher arrogant und hochmütig. Folglich ist es viel leichter, arrogant zu werden als heil, und so folgt die Mehrheit diesem bequemen Weg.

Aber schon die Bibel lässt keinen Zweifel daran, dass es in unserer Entfaltung um die eigenen Fehler gehen muss, wenn wir auf dem Weg weiterkommen wollen, auch wenn diese besonders schwer zu finden sind. Denn wir neigen dazu, selbst Balken im eigenen Auge zu übersehen, wohingegen wir jeden Splitter im Auge des anderen leicht wahr- und wichtig nehmen. Das Deuten eigener Symptome bringt uns weiter; nur die Krankheitsbilder Fremder zu deuten und zu behandeln, mag noch ehrenwert sein, ist aber deutlich weniger entwicklungsförderlich, wie an uns Ärzten zu sehen.

An ihren eigenen Symptomen sind Menschen wie

Hildegard von Bingen, Theresa von Avila oder Franz von Assisi über sich hinausgewachsen und heil(ig) geworden. Hildegard hat ihre Migräne auf den Weg gebracht, Theresa von Avila ein Herzinfarkt, und eine agitierte Psychose formte aus dem stadtbekannten Playboy den heiligen Franz von Assisi.

Analog kann jede(r) von uns rückblickend erkennen, wie wertvoll eigene Fehler und Symptome für den persönlichen Fortschritt waren. Daraus lässt sich eigentlich nur ein Schluss ziehen: Wir sollten uns selbst betrachten, statt fremde Menschen zu diagnostizieren. Es lohnt sich, statt bei anderen nach Problemen zu fahnden, das eigene Leben und in ihm besonders die Brüche und Probleme, die Symptome und Schicksalsschläge ins Auge zu fassen. Aus ihnen lässt sich deutend lernen.

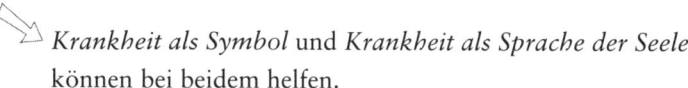 *Krankheit als Symbol* und *Krankheit als Sprache der Seele* können bei beidem helfen.

# VON YIN UND YANG LERNEN

*Schutz vor Einseitigkeit*

*Indem Gott den Mann schuf, machte sie wie jeder Künstler erst einmal einen Entwurf*, besagt ein Wahlspruch der Frauenbewegung. Das Wissen, dass der Mann, der dem Yang entspricht, auch Yin-Anteile in sich trägt, und umgekehrt die Frau auch Yang-Aspekte, könnte einigen Zündstoff aus dem Geschlechterkampf nehmen.

Zum Schluss müssen beide alles in sich verwirklichen. Der Frau wird spätestens ab der Lebensmitte die Entwicklung des gegenpolaren Yang, dem Mann entsprechend das Yin, zur vorrangigen Aufgabe. Daher wäre es am einfachsten, sich dem eigenen Lebensplan von vornherein zu fügen und als Frau zuerst den weiblichen Pol und ab der Lebensmitte den männlichen zu verwirklichen, während der Mann mit dem Yang beginnend zum Yin fortschreitet. Seine Partnerin stellt für den Mann vor der Lebensmitte die Anima, den weiblichen Seelenanteil, dar. Nach dem Lebensgipfel muss er diese Aufgabe selbst in die Hand nehmen und das Weibliche in sich integrieren. Der Frau spiegelt ihr Mann bis zum Lebenshöhepunkt, dem Klimax, ihren Animus, danach muss auch sie sich selbst darum kümmern. Ziel ist für beide die sogenannte chymische Hochzeit, eine Vereinigung auf höherer Ebene, als deren Ergebnis der Mensch beide Seiten in sich findet und sie zu einem Ganzen verschmelzen. Das gesamte Leben könnte man als eine Übung bezüglich dieser Vereinigung der Gegensätze betrachten. Es geht immer darum, die Polarität zu überwinden, über sie hinauszuwachsen. Sogar jenes biblische *Macht euch die Erde Untertan*, – häufig als Aufforderung zum Missbrauch der Schöpfung gedeutet – ließe sich so verstehen, dass wir uns über die Erde, das Reich der Polarität, erheben und eins mit allem werden sollen.

 Weitere Anregungen hierzu in *Lebenskrisen als Entwicklungschancen*.

# DIE POLARITÄT, DIE WELT DER GEGENSÄTZE, VERSTEHEN LERNEN

*Schutz vor Überfällen aus dem Schattenreich*

Wenn Ordnung das halbe Leben ist, wie uns das Sprichwort weismachen will, muss Unordnung die andere Hälfte sein. Das ist zwar nicht im Sinne des Sprichwortes und der Erzieher, die nicht müde werden, es zu zitieren, aber trotzdem wahr. Denn alles hat in dieser Schöpfung seine zwei Seiten. *Wer sich auf Rosen bettet, muss mit Dornen rechnen*, besagt eine andere Erfahrung aus dem Reich der Polarität.

Unerreicht legt es Goethe im *Faust* Mephisto in den Mund: »Ich bin ein Teil von jener Kraft, die stets das Böse will und stets das Gute schafft.« Wir sind dabei ständig in Gefahr, auf die Rückseite dieser zeitlosen Weisheit zu gelangen und das Gute zu wollen, während wir unbemerkt das Böse schaffen. 2000 Jahre christliche Geschichte illustrieren diese deprimierende Möglichkeit.

»Sei heiß oder kalt, die Lauwarmen will ich ausspeien«, sagt selbst Christus und ermuntert uns geradezu, uns in die beiden Extreme der Polarität hineinzuwagen. Das ist unerlässliche Station auf jedem Entwicklungsweg, und jede Tradition rät auf ihre Weise zu diesem Ausflug in die Welt der Gegensätze.

Wer sich diesen Weg ersparen will, wird häufig vom gemiedenen und sogar verdrängten Pol eingeholt. Der sogenannte Schatten ist unsere größte Gefahr. Das Schicksal so vieler großer Friedenspolitiker illustriert sie auf scheußliche Weise, sind sie doch alle der Gewalt zum Opfer gefallen – Gewalt der eigenen Leute als Schatten der Gewaltlosigkeit.

Erst wenn der Gegenpol und sein unerfreulichster Repräsentant, der Schatten, ins Leben integriert sind und man beide Seiten der Wirklichkeit anerkennt, lässt sich die Polarität überwinden und die Einheit sinnvoll ins Auge fassen. Dann gilt der andere Christussatz: »Wenn dich jemand auf die linke Wange schlägt, halt ihm auch die rechte hin.« Dieses wichtige Gesetz wird bis heute völlig übersehen, wie etwa in dem Bestseller *The Secret – Das Geheimnis*, das sich ausschließlich dem Gesetz der Resonanz widmet und dieses als das große Geheimnis darstellt. Wer darauf einsteigt, wird ein scheußliches Erwachen erleben, mitten in der Polarität – eingeholt vom noch viel wichtigeren Gesetz der Gegensätze. Insofern wäre es naheliegend, sich gleich von Anfang an mit diesem zwiespältigen Aspekt der Welt vertraut zu machen und sich bei allem darauf einzustellen – bis irgendwann das Erreichen der Einheit davon befreit.

Siehe dazu das *Schattenprinzip*.

# UNFÄLLE UND ZUFÄLLE IHREM WESEN NACH ERKENNEN

*Schutz vor Überfällen*

*Glück und Unglück kommen nur gerufen*, weiß ein chinesisches Sprichwort. Zufälle sind, was einem gesetzmäßig zufällt, folgt aus dem westlichen spirituellen Weltbild. Von hier stammt auch die Losung: *Es gibt nur einen Weg, Unfälle zu vermeiden: Gehe nahe neben Gott.* Poetisch ausgedrückt, meint das, sich der Einheit anzunähern, sich unter das große Gesetz zu stellen, in den Augenblick des Hier und Jetzt einzutauchen.

Wenn Unfälle und Zufälle Wegkorrekturen des Schicksals sind, werden sie natürlich desto unnötiger, je bewusster wir freiwillig dem vorgezeichneten Weg folgen. Wer eins mit allem ist und in allem Gottes Handschrift liest, wird sich nicht mehr gegen das Gesetz wenden und kaum mehr vom Weg abkommen. Er braucht keine Ermahnungen in Form von Zu-, Un- und Überfällen.

Ähnliches wie die große Schule des Lebens lehrte schon die kleine Schule der Kindheit. Wer freiwillig den vorgegebenen Richtlinien folgte, hatte seine Ruhe vor Überfällen der Lehrer, ihn konnten und wollten sie nicht überraschen. Er empfand die notwendigen Prüfungen nicht als Hinterhalte, sondern als Stationen, die es ohne viel Aufhebens zu passieren galt.

Wer Unfälle als Wegkorrekturen versteht, macht sie schon insofern überflüssig, als er sich mit diesem Wissen weniger oft verfährt. Wer nach dem Weg fragt, verirrt sich naturgemäß seltener.

Wenn nun aber Unfälle und Zufälle auch Hinweise Gottes beziehungsweise des Schicksals sind und andererseits das Himmelreich Gottes in uns liegt, ist es natürlich auch naheliegend, die eigene Mitte beziehungsweise Gott oder die Einheit in sich selbst zu finden und aus ihr heraus zu denken, zu handeln, zu leben.

 Siehe dazu *Schicksalsgesetze – die Spielregeln des Lebens*.

# MUT ALS SCHRITTMACHER

*Schutz vor Lebensflucht*

Mut kann immer auch ein Mangel an Fantasie sein und ist dann eher eine männlich geprägte Art von Draufgängertum und eigentlich Dummheit. Dabei ist es nicht besonders kühn, mit dem Tod zu spielen. Wirklich kühn ist, mit dem Leben zu spielen und es als Spiel zu erkennen. Lao Tse dazu: »Ein Mann mit äußerem Mut riskiert sein Leben, ein Mann mit innerem Mut wagt zu leben.« Neben dem Mut der Tollkühnheit und manchmal auch der Verzweiflung ist Mut andererseits auch ein entscheidendes Lebenselixier für herausfordernde Entwicklungsschritte. Sich den Schatten bewusst zu machen und die dunkelsten Ecken der eigenen Seele zu durchlichten, braucht größten Mut. Den Tanz mit der Polarität zu wagen, sich auf herausfordernde und wachstumsfördernde Partnerschaften einzulassen, verlangt enormen Mut. Goethe sagte einmal, dass Lust und Liebe die Fittiche für große Taten seien. Beide aber erfordern ungeheuer viel Mut. Denn weniges ist den Mitmenschen so verdächtig wie gelebte Lust und Liebe. Da sich die meisten an diese Themen nicht wirklich herantrauen, sind ihnen diejenigen suspekt, die es wagen, diese Art von Lebendigkeit in ihr Leben einzuladen.

Mutig zu leben und das Leben zu wagen, ist die Herausforderung schlechthin auf dem Weg. Vieles, was unseren Mut braucht, ist wichtig für die eigene Entwicklung. Die Schritte, die keinen Mut erfordern, machen wir naturgemäß leichter. Es sind aber die schwierigen, ja riskanten Dinge, die gewagt werden müssen. Sie sind es, die uns fordern und fördern. Sie in Angriff zu nehmen und als heiße Eisen im Leben anzupacken, braucht unseren ganzen Mut.

Als Belohnung winkt Entwicklung, während auf dem Gegenpol der Mutlosigkeit und Flucht in die Resignation nichts zu gewinnen ist als weitere Verwicklung. Wer bereits in seinen Vierzigerjahren stirbt und erst in seinen Achtzigern begraben wird, mag typisch sein, aber auch beklagenswert. Denn die Mutigen mögen vielleicht nicht so lange leben, die Übervorsichtigen aber leben meist überhaupt nicht. Wie viel berauschender wäre es hingegen, ein Leben nach dem Motto zu führen: *Lebe wild und gefährlich!*

Siehe hierzu das 1. Kapitel in *Lebensprinzipien* und die Filme der 1. Lebensbühne in *Hollywood-Therapie*.

# SPONTANEITÄT ALS CHANCE BEGREIFEN

*Schutz vor dem Einrosten*

Wenn Leben Rhythmus ist und alles fließt, ist Festhalten der Anfang des Absterbens, Spontaneität aber der Dünger des Lebens. Dem entspricht der burschikose Rat: Sei spontan, bewegte Ziele trifft der Teufel nur schwer. Das bedeutet, wer im Fluss ist und seinen eigenen Rhythmus lebt, gerät nicht so leicht in die Fallen der Polarität.

Das Leben im Augenblick ist automatisch spontan. Dem Augenblick zu geben, was er erfordert, ist überhaupt eine gute Definition für Spontaneität. Der Versuch dagegen, die Zeit aufzuhalten, den Augenblick einzufangen, führt immer zu Enttäuschungen. Wer Minuten, in denen Fülle war, zu Stunden dehnt, wird nur Langeweile und Leere ernten.

Weniges aber empfinden Menschen so anstrengend wie Spontaneität, da sie den völligen Verzicht auf Konzepte und Absicherungen erfordert. Die eigene Originalität zu bewahren, braucht ständigen Einsatz, Mut und vor allem Gegenwehr gegen den massiven Anpassungsdruck einer auf Konformismus und Konsum eingestellten Gesellschaft. Die meisten Menschen werden folglich als Originale geboren und sterben als Kopien, einfach weil es so viel leichter ist, Muster und Rollen zu imitieren als den eigenen Weg zu finden und zu gehen. Darauf zielt wohl der Spruch: *Auf den Karneval folgt wieder der Maskenzwang.* Wer sich aber hinter Masken und fremden Mustern verbirgt, läuft Gefahr, aus der (angenommenen) Rolle zu fallen. Wer das nicht möchte, sollte lieber erst gar keine spielen. Denn nur wer echt und spontan ist, kann im Augenblick entspannen und in *Medi*tation eintauchen. Er braucht die kurzen (oder manchmal etwas längeren) Beine der Lügen nicht zu fürchten, sondern ist in der Wahrheit frei.

 Siehe *Jetzt einfach meditieren.*

# MIT DEN ELEMENTEN LEBEN

*Schutz vor Unnatürlichkeit*

»Im Menschen sind Feuer, Luft, Wasser und Erde, und aus ihnen besteht er. Vom Feuer hat er die Körperwärme, von der Luft den Atem, vom Wasser das Blut und von der Erde den Körper. Diese vier Grundstoffe sind so eng verknüpft und verbunden, dass keins vom anderen getrennt werden kann. Daher halten sie so fest aneinander, dass man sie die Grundbausteine des gesamten Kosmos nennen kann.« Diesen Worten von Paracelsus ist wenig hinzuzufügen, aber bei uns modernen Menschen ist der Bezug zu den Elementen immer weiter in den Hintergrund getreten. Das Ergebnis ist eine derartige Distanz zur Natur, dass wir seit Paracelsus' Zeiten begonnen haben, unsere eigene Lebensgrundlage massiv zu bedrohen. Das wird uns erst jetzt und eigentlich viel zu spät bewusst.

Über einfache Übungen könnten wir wieder Zugang zur Welt der Elemente gewinnen. Wer so oft wie möglich barfuß geht, bekommt nicht nur eine wundervolle Fußreflexzonenmassage, sondern wird über diese Erdung auch wieder Bezug zu Mutter Erde finden und obendrein von ihr reichlich mit Antioxidantien beschenkt. Wer sich schwebende Erfahrungen der Leichtigkeit im Thermalwasser gönnt, kann nicht nur seinen Wasserbezug vertiefen, sondern auch eine wunderschön entspannende Regressionserfahrung machen und gleichsam die Rückkehr in den Mutterleib erleben. Immerhin haben wir die ersten zehn Monde schwerelos schwebend im Fruchtwasser verbracht. In dieser Zeit der Einheitserfahrung entwickelt sich das Urvertrauen, die Grundlage allen späteren Selbstvertrauens. In diese Erfahrung neuerlich einzutauchen, ist ein Geschenk, das den Zugang zum Seelenelement Wasser und zur Seelenbilderwelt vertieft.

Eine Reise mit dem *verbundenen Atem*, einer sehr einfachen und doch tief gehenden Atemtechnik, kann die himmlischen Möglichkeiten des Luftelementes in uns beleben. Die Feuerenergie mag, angeregt etwa durch die Kundalini-Erfahrung während eines tantrischen Liebesfestes oder auch durch den verbundenen Atem, in Gang kommen. Das führt zum Erleben des feurigen Fließens der Energie entlang der Wirbelsäule.

 Zum verbundenen Atem Genaueres im Ratgeber *Jetzt einfach atmen*. Das Bilderbuch *Die Heilkraft der vier Elemente* führt in die Seelenbilderwelt der Elemente. Die TamanGa-Natur-Kur lässt sie erleben.

# FELDER UND RHYTHMEN

*Schutz vor Leblosigkeit*

*Gib einen starken Rhythmus vor, und andere werden einfallen*, lehrt die Erfahrung. Mitschwingen im Sinne von Resonanz ist nicht nur die Basis der Liebe, sondern allen menschlichen Zusammenlebens. Deshalb wird Taubheit als so viel schlimmer empfunden als Blindheit, denn sie verhindert Mitschwingen.

Wenn viele zusammen schwingen, wird Außergewöhnliches möglich, weil gemeinsame Rhythmen Felder erzeugen. Diese haben die Kraft, mitzureißen und Menschen in ihren Bann zu schlagen. So entstehen Bewegungen und Lawinen, Zeitströmungen und Wellen. Was »in« ist, hat ein Feld und die Kraft, andere im Sinne des Mitschwingens zu beeinflussen. *Wenn einer träumt, ist es ein Traum, wenn ihn viele träumen, ist es der Beginn einer neuen Wirklichkeit.*

Die schlimmste Strafe ist das Verweigern der Resonanz des Mitschwingens. So ist einem Künstler ein engagierter Verriss seines Werkes in der Regel viel lieber als dessen Ignorierung. George Bernard Shaw sagt diesbezüglich: »Die schlimmste Sünde gegenüber unseren Mitmenschen ist nicht der Hass, sondern die Gleichgültigkeit: Das macht den Kern der Unmenschlichkeit aus.«

Mitschwingen ist tatsächlich etwas Urmenschliches, seine Verweigerung dagegen unmenschlich. Deshalb schunkeln und tanzen Menschen so gern und lieben es, geschaukelt und gewiegt zu werden. Die Gleichgültigkeit als Verweigerung der Resonanz ist dagegen unerträglich. So wird die Isolationshaft zur schlimmsten Folter, derer Menschen fähig sind. Sie verweigert das Mitschwingen und führt nicht selten zum Wahnsinn. Wird Kindern die Resonanz völlig verunmöglicht, wie bei den schrecklichen Experimenten zur Entdeckung der sogenannten Ursprache, sterben sie bald. Dabei hatte man sie zwar materiell gut versorgt, ihnen aber jeden menschlichen Kontakt vorenthalten.

Mitschwingen ist lebendige Menschlichkeit, das Gegenteil führt aus dem Leben hinaus in den Tod. Atem ist Leben mit seinem stetigen Auf und Ab. Wer kaum noch atmet, ist schon fast tot. Deshalb gilt es, atmend mitzuschwingen und am lebendigen Rhythmus des Lebens teilzuhaben. In einem Feld geborgen zu sein und seine Rhythmen zu spüren, erfüllt deshalb auch so viele Menschen mit großer Befriedigung und erklärt das Bedürfnis nach Vereinen und Parteien, nach Gruppen und Bewegungen.

Mehr dazu in *Schicksalsgesetze – die Spielregeln des Lebens.*

# LIEBE ALS ZIEL DES LEBENS

*Schutz vor Kälte und Erstarrung*

»Die beste Arznei für den Menschen ist der Mensch, die höchste Form der Arznei ist die Liebe.« Dieser zeitlose Satz von Paracelsus rückt die Liebe in einen therapeutischen Zusammenhang, der in der modernen Medizin keinerlei Rolle mehr spielt. Trotzdem bleibt er richtig und wartet auf seine Wiederentdeckung durch wahrhafte Therapeuten und Ärzte.

Das eigentliche Feld der Liebe ist natürlich das gesellschaftliche Beziehungsspiel. Wobei hier eine Vielzahl von Ebenen infrage kommt. Antoine de St. Exupéry sagt etwa: »Lieben bedeutet nicht, sich tief in die Augen zu schauen, sondern in dieselbe Richtung zu sehen.« Er zielt damit offensichtlich über die romantische Ebene hinaus auf eine partnerschaftliche Beziehungsebene.

Sich *ver*lieben nennt man den Zustand einer meist kurzfristigen Vergiftung der Großhirnrinde, aufgrund derer das heiße Herz gegenüber dem kühlen Kopf die Oberhand gewinnt. Allerdings hält diese verzaubernde und berauschende Stimmung leider nicht lange an, und der kühle Kopf mit seinen rationalen Argumenten, den natürlichen Feinden der Verliebtheit und der Liebe, meldet sich zurück. Auch Alkohol kann zu einem ähnlichen Zustand führen, und nicht selten ist er deshalb bei der Anbahnung des Verliebens behilflich.

Die göttliche Liebe hingegen, in der Antike als Agape bezeichnet, ist es, die in den Religionen und auf dem spirituellen Weg die entscheidende Rolle spielt. Sie stellt die höchste Ebene der Verbindung dar und braucht sich nicht mehr mit Themen wie Eifersucht herumzuschlagen, da jedem klar ist, dass Gott oder Christus, Buddha oder Allah das kleinkarierte Abgrenzungsspiel nicht mitspielen. So erwartet schon gar niemand, von Christus exklusiv geliebt zu werden. Ihm wird es nicht übel genommen, wenn er andere genauso liebt. An dieser höchsten Ebene der Liebe, der es darum geht, eins mit allem zu werden, könnten wir uns ein Beispiel nehmen für unsere menschlichen Versuche mit der Liebe.

# ANHANG

## Buchveröffentlichungen von Dr. Ruediger Dahlke
## Einladung

**Mein Weg-Weiser:** Herzlich lade ich zum Gratis-E-Book Mein Weg-Weiser (www.dahlke.at) ein. Darin erkläre ich, wie es zu den viel-und-siebzig Büchern kam und die Schattenseiten dieser Fülle – und auch, warum ich noch so gern weiterschreibe. Mein Weg-Weiser enthält darüber hinaus praktische Tipps sowie Bilder von meinem eigenen Weg. Ich freue mich über jede(n) Leser(in)!

**Neuerscheinungen 2020:** Welchen Körper braucht meine Seele – Wege zum Individualgewicht (Goldmann-Arkana) • Besser als vegan – Peacefood activated (GU) • Menschliche Medizin (Crotona)

**2019 erschienen:** Krebs – Wachstum auf Abwegen (Goldmann Arkana) • Jetzt einfach atmen (ZS) • Das große Peacefood-Buch (GU) • Körper-Geist-Seelen-Detox (Goldmann Arkana)

**2018 erschienen:** Das Alter als Geschenk (Goldmann Arkana) • Die Hollywood-Therapie – was Filme über uns verraten (mit M. Dahlke, Edition Einblick. (www.heilkundeinstitut.at) • Die Peacefood Keto-Kur (GU) • Jetzt einfach meditieren (ZS) • Kurzzeit-Fasten (Südwest)

**Grundlagenwerke:** Die Schicksalsgesetze – Spielregeln fürs Leben, 2009 • Das Schattenprinzip: Die Aussöhnung mit unserer verborgenen Seite, 2010 • Die Lebensprinzipien: Wege zu Selbsterkenntnis, Vorbeugung und Heilung (mit Margit Dahlke), 2011 (alle Goldmann Arkana)

**Krankheitsdeutung und Heilung:** Krankheit als Symbol (Bertelsmann) 2014 • Angstfrei leben, 2013 • Wenn wir gegen uns selbst kämpfen, 2015 • Von der Schattenreise ins Licht: Depressionen überwinden, 2014 • Seeleninfarkt. Zwischen Burn-out und Bore-out, 2013 • Krankheit als Sprache der Seele, 2008 • Krankheit als Weg (mit T. Dethlefsen), 2000 • Frauen-Heil-Kunde (mit M. Dahlke und V. Zahn), 2003 • Krankheit als Sprache der Kinderseele, 2010 • Herz(ens)probleme, 2011 • Das Raucherbuch, 2011 (alle Goldmann Arkana) • Verdauungsprobleme (mit R. Hößl), Knaur 2001

**Weitere Deutungsbücher:** Hör auf gegen die Wand zu laufen, Goldmann 2017 • Die Spuren der Seele (mit R. Fasel), GU 2010 • Der Körper als Spiegel der Seele, www.heilkundeinstitut.at, 2009 • Die Psychologie des Geldes, 2011 • Die 4 Seiten der Medaille (mit C. Hornik), 2015 • Tiere als Spiegel der menschlichen Seele (mit I. Baumgartner) • Omega – im inneren Reichtum ankommen, (mit V. Lindau) 2017 (alle Goldmann)

**Krisenbewältigung:** Die Liste vor der Kiste (Terzium) 2014 • Von der großen Verwandlung, (Crotona) 2011 • Lebenskrisen als Entwicklungschancen • Wenn Sex und Liebe sich wieder finden, 2017 (beide Goldmann)

**Gesundheit und Ernährung:** Peacefood (GU) 2011 • Geheimnis der Lebensenergie, 2015 • Das Lebensenergie-Kochbuch: Vegan und glutenfrei (beide Goldmann Arkana) • Peace Food – das vegane Kochbuch, 2011 • Vegan für Einsteiger, 2014 • Peace Food – vegan einfach schnell, 2015 (alle GU) • Vegan – ist das ansteckend? (Urania ) • Vegan schlank, (www.heilkundeinstitut.at) 2015 • Wieder richtig schlafen, 2014 • Notfallapotheke für die Seele, 2020 (beide Goldmann) • Die wunderbare Heilkraft des Atmens (mit A. Neumann), Heyne 2009 • Störfelder und Kraftplätze, Crotona 2013

**Fasten:** Das große Buch vom Fasten, 2019 (Goldmann-Arkana) • Jetzt einfach fasten, 2017 (ZS) • Fasten-Wandern, (Droemer Knaur) 2017 • Bewusst Fasten, Urania 2016 • Ganzheitliche Wege zu ansteckender Gesundheit, 2011 • Das kleine Buch vom Fasten 2011 (beide www.heilkundeinstitut.at)

**Meditation und Mandala:** Mandalas der Welt, Goldmann 2012 • Schwebend die Leichtigkeit des Seins erleben 2012 • Arbeitsbuch Mandala-Therapie, 2010 • Mandala-Block, 1984 •

Worte der Weisheit (alle www.heilkundeinstitut.at) •
Weisheitsworte der Seele, 2012 • Die Kraft der vier
Elemente (mit Bruno Blums Bildern), 2011 (beide
Crotona)

**Roman:** Habakuck und Hibbelig – das Märchen von
der Welt, Allegria 2004

## Audios
## Geführte Meditationen (CDs: www.heilkundeinstitut.at –
## Downloads: Arkana Audio)

**Grundlagen:** Das Gesetz der Polarität • Das Gesetz der
Anziehung • Das Bewusstseinsfeld • Die Lebensprin-
zipien – 12er CD-Set • Die 4 Elemente • Elemente-
Rituale • Schattenarbeit

**Krankheitsbilder:** Allergien • Angstfrei leben • Ärger
und Wut • Depression • Die Wege des Weiblichen •
Hautprobleme • Herzensprobleme • Kopfschmerzen •
Krebs • Leberprobleme • Mein Idealgewicht •
Niedriger Blutdruck • Rauchen • Rückenprobleme •
Schlafprobleme • Sucht und Suche • Tinnitus und
Gehörschäden • Verdauungsprobleme • Vom Stress
zur Lebensfreude

**Allgemeine Themen:** Der innere Arzt • Heilungsrituale •
Ganz entspannt • Tiefenentspannung • Energie-
Arbeit • Entgiften – Entschlacken – Loslassen •

Bewusst fasten • Den Tag beginnen • Lebenskrisen als Entwicklungschancen • Partnerbeziehungen • Schwangerschaft und Geburt • Selbstliebe • Selbstheilung • Traumreisen • Mandalas • Naturmeditation • Die Lebensaufgabe finden

**Weitere geführte Meditationen und Übungen auf CD:**
7 Morgenmeditationen • Die Leichtigkeit des Schwebens • Die Psychologie des Geldes (Übungen) • Die Notfallapotheke für die Seele (Übungen) • Die Heilkraft des Verzeihens • Eine Reise nach innen • Erquickendes Abschalten mittags und abends • Schutzengel-Meditationen

## Hörbücher / Filme / Vorträge

**Hörbücher:** Krankheit als Weg • Omega • Fasten-Wandern • Körper als Spiegel der Seele • Von der großen Verwandlung • Die Spuren der Seele – was Hand und Fuß über uns verraten • Krankheit als Chance (alle: www.heilkundeinstitut.at)

**Vorträge:** auf CD erhältlich unter www.heilkundeinstitut.at (die Buchthemen)

**Filme** über Ruediger Dahlke: Die Schicksalsgesetze – auf der Suche nach dem Masterplan, Arenico 2014 • Unser Biogarten • Ruediger Dahlke – ein Leben für die Gesundheit (2 DVDs)

# Adressen

**Informationen zu Seminaren, Ausbildungen, Trainings, Vorträgen:** www.dahlke.at

**Seminar- und Gesundheits-Zentrum TamanGa:** www.tamanga.at

Labitschberg 4, A-8462 Gamlitz, www.taman-ga.at, (25 Minuten vom Airport Graz): Fasten- und Fastenwander-Wochen mit Ruediger Dahlke, TamanGa-Natur-Kur und Regenerationsferien für Gruppen und Einzelgäste;

Internet: www.dahlke.at; E-Mail: info@dahlke.at

**Für Psychotherapien:** Heil-Kunde-Zentrum Johanniskirchen, Schornbach 22, D-84381 Johanniskirchen, Tel.: 0049 85 64-819, Fax: 0049 85 64-1429

**Webshop Ruediger Dahlke:** www.heilkundeinstitut.at (von Ruediger Dahlke empfohlene Bücher, Filme, CDs und Gesundheitsprodukte)

Internet-Community: www.lebenswandelschule.com

## Der Autor

Dr. med. Ruediger Dahlke, seit über 40 Jahren als Arzt, Seminarleiter und Autor tätig, gibt Fasten-Seminare und Ausbildungen in »Integraler Medizin«, »Verbundenem Atem«,»Bilder- und Wassertherapie« sowie zur »Ernährungsberaterin Peacefood«. Über die Lebenswandelschule begann er als Erster mit Online-Fasten-Kursen, Idealgewicht- und Gesundheitschallenges.

Bücher zur Krankheitsbilder-Deutung von *Krankheit als Weg* bis *Krankheit als Symbol* begründeten (s)eine bis in spirituelle Dimensionen reichende Psychosomatik. Sie liegen in 28 Sprachen vor.

Die philosophische Grundlage von Dr. Dahlkes Wirken ist niedergelegt in den Standardwerken *Die Schicksalsgesetze* und *Das Schattenprinzip.*

Sein Engagement für das »Feld ansteckender Gesundheit« spiegelt sich in zahlreichen Veröffentlichungen zu Fasten, Detox und Ernährung. Die *Peace-Food*-Reihe machte die pflanzlich-vollwertige vegane Kost populär.

Jüngst erschienen *Hollywood-Therapie – was Spielfilme über unsere Seele verraten, Das Alter als Geschenk* und *Krebs – Wachstum auf Abwegen.* Sein Gratis-E-Book *Mein Weg-Weiser* erklärt den geistigen und lebenspraktischen Anspruch Dr. Dahlkes und ist über www.dahlke.at erhältlich.

# Was Sie auch noch interessieren dürfte …

# WORAUF MAN NIE IM LEBEN VERZICHTEN SOLLTE!

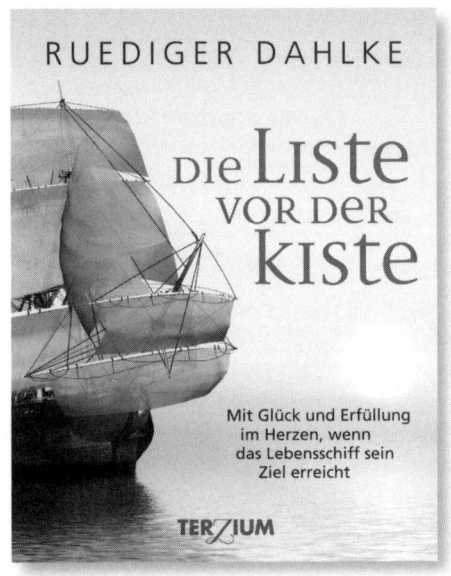

ISBN 978-3-906294-01-8
232 Seiten, gebunden mit Schutzumschlag; 15 x 19,5 cm
€ 17,00 (D), € 17,50 (A)

Ruediger Dahlke nimmt  mit auf eine Reise durch das Land der Sehnsuchtswünsche. Die wahre Sehnsucht unserer Seele sind nicht die kurzlebigen Freuden. Sie will erfreut werden mit Erlebnissen, die unser Wesen nähren und aufblühen lassen – in jeder Phase des Lebens.

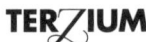